Understanding the Mechanism of Statistics to Read the Medical Literature

Yohei HASHIMOTO, Hayato YAMANA, Hideo YASUNAGA

© First edition, 2021 published by

SHINKOH IGAKU SHUPPAN CO. LTD., TOKYO.

Printed & bound in Japan

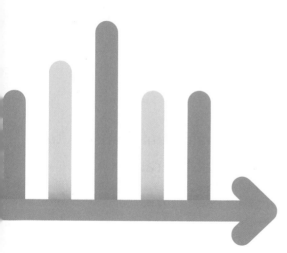

統計手法の
しくみを理解して
医学論文を
読めるようになる本

Understanding the Mechanism of Stati
to Read the Medical Liter

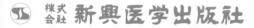 株式
会社 新興医学出版社

著者紹介

橋本洋平　Yohei HASHIMOTO

略歴：

2012年　東京大学医学部医学科卒業

2012–2013年　東京逓信病院にて初期臨床研修

2014–2017年　東京大学医学部附属病院，東京逓信病院にて眼科後期研修

2018年　東京大学大学院医学系研究科外科学専攻眼科学（博士課程）
　　　　東京大学大学院医学系研究科臨床疫学・経済学に国内留学

専門：眼科，臨床疫学，公衆衛生学

山名隼人　Hayato YAMANA

略歴：

2011年　東京大学医学部医学科卒業

2011–2013年　JR東京総合病院，東京大学医学部附属病院にて初期臨床研修

2013年　東京大学大学院公共健康医学専攻（専門職学位課程）

2014年　東京大学大学院医学系研究科臨床疫学・経済学（博士課程）

2018年　東京大学大学院医学系研究科ヘルスサービスリサーチ講座　特任助教

2021年　同講座　特任講師

専門：社会医学，臨床疫学，公衆衛生学

康永秀生　Hideo YASUNAGA

略歴：

1994年　東京大学医学部医学科卒

1994-2000年　東京大学医学部附属病院，竹田総合病院，旭中央病院　外科系医師

2000年　東京大学大学院医学系研究科公衆衛生学（博士課程）

2003年　東京大学医学部附属病院助教

2008年　東京大学大学院医学系研究科特任准教授

2013年　東京大学大学院医学系研究科教授（臨床疫学・経済学）

専門：臨床疫学，医療経済学

はじめに

　医学論文を読むことに苦手意識を持っている臨床家は少なくないようです．ときどき出番が回ってくる「論文抄読会」で否応なしに論文を読む必要性に迫られますが，億劫に感じずにいられません．

　英語が読めないわけではありません．よくわからないのは，統計学です．統計の知識が足りないために，Methods に書かれてある Statistical analysis はたいてい読み飛ばしてしまいます．そのせいで，論文に書かれてある内容がなんとなくしか理解できません．

　そんな状況を打開しようと，いざ奮起して，統計学の勉強に本腰を入れようと試みる方も少なくないでしょう．しかし，「初心者向け」と書かれた解説書を読んでも，内容が浅すぎて，わかったようでわからないもやもや感は解消されません．逆に，応用的な統計学書は数式ばかり書いてあって，ほとんど理解困難です．こうして多くの臨床家は，統計の勉強が結局は中途半端になってしまっているのではないでしょうか．

　Methods に記載されている細かい統計手法など気にせずに，Table に書かれてある "P-value" だけを見て，「$P < 0.05$ だから有意差あり」さえわかれば，ひとまず安心できます．しかし，そもそも P 値の意味を知らなければ，その結果を正しく理解することはできません．

　t 検定，カイ二乗検定，ログランク検定などの統計手法は，医学論文にも頻出します．しかしその基本的なしくみがわからなければ，その結果の意味するところをきちんと把握することはできないはずです．

そこで今回筆者らは，初心者向けの入門書では飽き足らないと感じられている臨床家の方々のために，統計手法のしくみの基本を理解するための一歩進んだ参考書として，本書を執筆いたしました．もちろん統計に関する入門書をまったく読んだことがない方でも，難なく読み進むことができるように配慮しています．

具体的な本書の特徴は，以下のとおりです．
① 医学論文で頻出する統計手法を広くカバーしている
② 初心者向けの入門書よりは深い内容を扱いつつ，初心者に理解しやすい表現・構成を用いている
③ 簡単な例を用いて，それぞれの統計手法における統計量などを手で計算することを通して，その基本的なしくみを理解できる

特に③は，本書の大きな強みです．実際に計算問題を説いてみることで，抽象的な概念が具体的にイメージできます．

本書を通読すれば，必ず統計学に対する苦手意識は氷解するでしょう．なお本書は，同じ新興医学出版社から刊行されている『医学論文，わからないのは統計だけ？肝心要の研究デザインがわかる本』の姉妹書です．こちらと併せてご活用いただければ，医学論文を読みこなすための疫学・統計学の知識を総合的に身に付けることができるでしょう．

2021 年 9 月

橋本洋平，山名隼人，康永秀生

目　　次

88002-915 JCOPY

88002-915 JCOPY

Column

88002-915 JCOPY

統計手法のしくみを理解して
医学論文を読めるようになる本

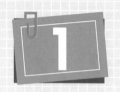

データの分布を確認しよう

1 平均値と標準偏差

　ある企業 A の一般社員の年収を調べたところ、図 1-1、表 1-1 のような分布を示しました。

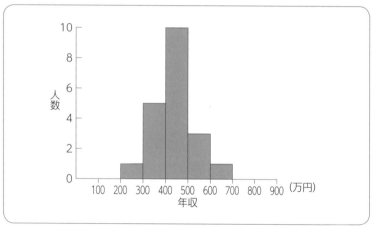

図 1-1　企業 A 社員の年収分布のヒストグラム

表 1-1　企業 A 社員の年収分布の表

年収（万円）	人数
300	1
400	5
450	6
500	4
600	3
700	1

88002-915 JCOPY

年収の**平均値**（mean）は、以下の計算により 475 万円とわかります。

$$(300 + 400 + 400 + 400 + 400 + 400 + 450 + 450 + 450 + 450 + 450 + 450 + 500 + 500 + 500 + 500 + 600 + 600 + 600 + 700) / 20 = 475$$

平均値のみでは、どれくらい年収がばらついているのかわかりません。
企業 B の一般社員の年収分布は図 1-2、表 1-2 のようになりました。

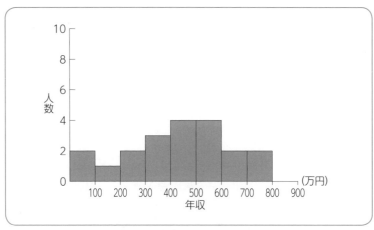

図 1-2　企業 B 社員の年収分布のヒストグラム

表 1-2　企業 B 社員の年収分布の表

年収（万円）	人数
100	2
200	1
300	2
400	3
450	1
500	3
550	1
600	3
700	2
800	2

企業Bの平均年収を計算すると、以下のように475万円となります。

(100 + 100 + 200 + 300 + 300 + 400 + 400 + 400 + 450 + 500 + 500 + 500 + 550 + 600 + 600 + 600 + 700 + 700 + 800 + 800) /20 = 475

　企業Aの平均年収と同じです。しかし、両企業のヒストグラムを比較すると、明らかに年収の分布が異なります。企業Aは400～500万円に集中していますが、企業Bでは0～800万円まで満遍なく分布しています。このとき、企業Aも企業Bも「平均年収は475万円でした」の一言で片付けるのは無理があるでしょう。そこで、**標準偏差**(standard deviation：SD，記号では S と表す)という「ばらつき」を表す指標を用いて2つの企業の年収分布を区別します。標準偏差を求めるためには、まず**分散**(variance：S^2)を求める必要があります。
　分散は、(各年収の値－全員の平均年収)の2乗の合計を、サンプル数で割ったものです。

$$S^2 = \frac{1}{n}\sum_{i=1}^{n}(X_i - \overline{X})^2$$

X_iは各データの値、$\overline{X}$ は平均値、n はサンプル数

　表1-3に、企業A社員の年収と(各年収－全員の平均年収)の2乗の値を示しました。

88002-915 JCOPY

表 1-3　企業 A 社員の年収の分散

ID	①各年収	②全員の 平均年収	(①-②) の 2 乗
1	300	475	30,625
2	400	475	5,625
3	400	475	5,625
4	400	475	5,625
5	400	475	5,625
6	400	475	5,625
7	450	475	625
8	450	475	625
9	450	475	625
10	450	475	625
11	450	475	625
12	450	475	625
13	500	475	625
14	500	475	625
15	500	475	625
16	500	475	625
17	600	475	15,625
18	600	475	15,625
19	600	475	15,625
20	700	475	50,625

分散 S^2 は以下のように計算できます。

$$S^2 = \frac{30625 + 5625 + \cdots + 50625}{20} = 8125$$

標準偏差 S は以下のように計算できます。

$$S = \sqrt{S^2} = \sqrt{8125} = 90.1$$

つまり、企業 A は平均年収が 475 万円であり、標準偏差が 90.1 万円であるとわかります。

同様に、企業 B の平均年収は 475 万円、標準偏差は 200.3 万円と計算でき、企業 B のほうがばらつきが大きいことがわかります。

2 中央値と四分位範囲

　さて、ここまでは企業 A の一般社員の年収を見てきましたが、副社長の年収は 5,000 万円、社長の年収は 1 億円であることが新たに判明しました。彼らの年収を加えた新たな分布は図 1-3、表 1-4 になります（今までの図と x 軸の縮尺が異なることに注意してください）。

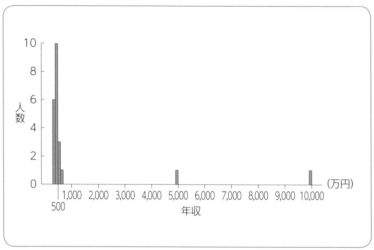

図 1-3　企業 A 社員の年収に社長・副社長の年収を加えたヒストグラム

表 1-4　企業 A 社員の年収に社長・副社長の年収を加えた表

年収（万円）	人数
300	1
400	5
450	6
500	4
600	3
700	1
5,000	1
10,000	1

88002-915 JCOPY

この企業の平均年収は 475 万円から、一気に 1,114 万円まで跳ね上がります。しかし、平均値から「なんて年収の高い企業だろう」と判断するのは妥当ではありません。副社長と社長を加えたヒストグラムを見ると、桁外れに年収が高い 2 人 (＝外れ値) がポツンと右側にいるだけで、その他大勢は左側の 500 万円以下に密集していることがわかります。このように左に人数が偏っている形の分布を「右に裾を引いている」と言い、平均値は少数の非常に大きな値により引っ張られてしまうため、集団を代表する値 (代表値) としてふさわしくありません。

中央値 (median) は、集団全員の年収を小さいほうから順に並べた時に中央に位置する値です。全体の人数を 1：1 で分割する値なので 50 パーセンタイル値とも言います。上の例では全体で 22 人いるため、11 番目と 12 番目の年収の平均、つまり 450 万円が中央値となります。450 万円より年収が高いほうに社員の半分、低いほうに社員の半分が含まれるということです。本例のように分布に偏りが生じている場合は中央値のほうが平均値よりも集団を的確に表していると考えられます。

集団全員の年収を小さいほうから順に並べていき、全体の人数を 1：3 に分ける値を第 1 四分位数 (first quartile) と、全体の人数を 3：1 に分ける値を第 3 四分位数 (third quartile) といい、第 1 四分位数と第 3 四分位数の間を四分位範囲 (inter quartile range，IQR) といいます。今回の例では、第 1 四分位数が 400 万円、第 3 四分位数が 500 万円となります。よって、企業 A の副社長と社長を加えた集団における年収は中央値と四分位範囲を用いて、450 万円 (400 万円〜500 万円) と表すことができます。平均と標準偏差を用いて 1,114 万円 (2,250 万円) と表した場合と比較して、実状をより的確に表していることがわかります。

なお、中央値を 50 パーセンタイル値と言うのと同様に、第 1 四分位数は 25 パーセンタイル値、第 3 四分位数は 75 パーセンタイル値ともいいます。

3 割合・比・率

　平均値は連続変数に対して用いられる代表値ですが、**割合**（proportion）はカテゴリー変数に対して用いられる代表値です。

　性別の列を加えた企業A（社長・副社長込み）のデータを表1-5に示します。

表1-5　企業A社員の年収と性別

ID	年収	性別	ID	年収	性別
1	300	男	12	450	女
2	400	男	13	500	女
3	400	男	14	500	男
4	400	女	15	500	女
5	400	男	16	500	男
6	400	女	17	600	女
7	450	女	18	600	男
8	450	女	19	600	男
9	450	男	20	700	男
10	450	男	21	5,000	男
11	450	女	22	10,000	女

　男性が12人、女性が10人いるため、男性の割合は、以下の計算から0.55となります。

$$\frac{12}{12+10} = 0.55$$

　男性と女性の**比**（ratio）は以下となります。

$$男性：女性 = 12：10 = 6：5$$

　具体的に男性12人、女性10人という情報がない場合でも、男女の割合がわかっていれば比を求めることができます。上の例なら男性の割合が55%とわかっていれば、比は以下のように計算できます。

88002-915 JCOPY

$$0.55 : (1 - 0.55) = 6 : 5$$

率（rate）には時間の概念が含まれます。たとえば死亡率という用語は「一定期間に何人死亡したか」という意味です。5人を10年間観察するとして、うち2人が途中の5年目で死亡した場合、死亡率は以下となります。

$$\frac{2}{3 \times 10 + 2 \times 5} = 0.05/人・年$$

合計40人・年の観察期間を分母とするところがポイントです。よって、死亡率の単位は「／人・年」となります。死亡率の分母には「年」という時間の単位が入っており、時間の概念が含まれた指標であることがわかります。

一方、本来割合を用いるケースにもかかわらず、慣習的に率という用語が用いられているものもあります。有病率は「何％の人が疾患を持っているか」を示しますが、これは本来であれば率ではなく割合です。しかし、この用語はすでに定着しているため、わざわざ「有病割合」とは言いません。このあたりはフレキシブルに考える必要があります。

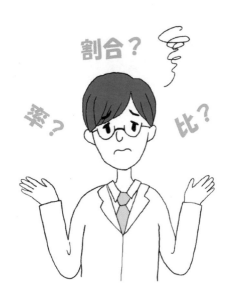

　ここまで説明してきた用語について、実際の医学論文ではどのように用いられるのかみてみましょう。一般的に、論文の **Table 1** では研究対象患者の背景が、平均値、割合、中央値などを用いて提示されることが多いです。

　表1-6 は Table 1 の例です（データは架空です）。

表1-6　Table 1 の例

	全患者 (N = 1,200)
年齢（歳），平均（標準偏差）	65.0 (11.2)
性別（女性），n（%）	450 (37.5)
在院日数（日），中央値（四分位範囲）	2 (2〜4)

　在院日数が、平均値（標準偏差）ではなく中央値（四分位範囲）が用いられている理由は、分布が左右対称でないためです。

　四分位範囲が2〜4日ということは、半分の人が2〜4日に入っていることを意味します。また、中央値（50パーセンタイル値）と第1四分位数（25パーセンタイル値）が両方とも2日で一致しています。これは、在院日数を短い順に並べた時、下から25%の人〜下から50%の人がすべて2日であるということを意味します。

88002-915 JCOPY

2 推定と検定

　第1章では、実際に観察された**標本**（sample）について、平均値や標準偏差などを用いて、データの特徴を簡潔に表現する方法を学びました。これを**記述統計**（descriptive statistics）と言います。

　本章では、標本から**母集団**（population）の平均値を推測する**推測統計**（analytic statistics）を扱います。推測統計には**推定**（estimation）と**検定**（test）が含まれます。

　推定とは、母集団の特徴である平均値などを推測することです。検定とは、母集団から抽出した標本の統計量に関する仮説が正しいかを判定することです。

1 母集団と標本

　母集団の平均を**母平均**（population mean）μ、母集団の分散を**母分散**（population variance）σ^2、標本の平均を**標本平均**（sample mean）$\overline{X}$、

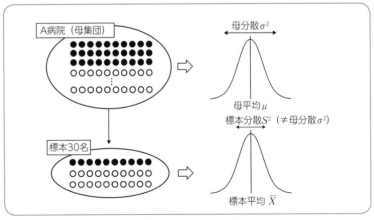

図 2-1　母集団と標本

分散を**標本分散**（sample variance）S^2 と言います。

　ある病院におけるある手術術式の平均手術時間を推定したいとします。その手術を受けた過去のすべての患者のカルテを調べるのは大変なので、30 人をランダムに抽出し、手術記録を調べて手術時間のデータを入手しました。その結果、30 人の平均手術時間は 400 分でした。

　上の例において、ランダムに抽出された 30 人が標本であり、その病院で過去にその手術を受けたすべての患者全体が母集団に相当します。30 人の平均手術時間 400 分が標本平均にあたります。

　この標本平均は、母平均（＝その病院で過去にその手術を受けたすべての患者の手術時間の平均値）とどれぐらい一致しているでしょうか？　ランダムに 30 人をサンプリングしたといっても、偶然のばらつきがあるかもしれません。

　標本のサンプル数を増やしていくと、標本平均 $\overline{X}$ は母平均 μ に近づいていくことが、数学的にわかっています。これを**大数の法則**（law of large numbers）と言います。

88002-915 JCOPY

2 点推定と区間推定

標本平均は、母平均の推定値として用いられます。上記の例では、30 人の標本平均 400 分を母平均の推定値として用います。これを**点推定** (point estimation) と言います。次に、母平均がどのあたりの範囲にあるのを推定することを**区間推定** (interval estimation) といいます。つまり、「母集団の平均手術時間は○〜○分の間に入っているだろう」と推定するわけです。

標本分散 S^2 は、第 1 章で説明したように、以下のように表されます。

$$S^2 = \frac{1}{n}\sum_{i=1}^{n}(X_i - \overline{X})^2$$

標本分散は手元にある標本のデータから得られる分散です。

母分散 σ^2 そのものを求めることはできないため、母分散を「偏りなく推定」するということで、**不偏分散** (unbiased variance) s^2 という式が以下のように定義されます。不偏分散 s^2 は、標本分散 S^2 と比較すると、分母の n が $n-1$ に変わっていることがわかります。

$$s^2 = \frac{1}{n-1}\sum_{i=1}^{n}(X_i - \overline{X})^2 = \frac{n}{n-1}S^2$$

不偏分散 s^2 をサンプル数 n で割り平方根をとったものを**標準誤差** (standard error, SE) と言います。

$$\text{「平均値」の標準偏差} = \text{標準誤差} SE = \sqrt{\frac{s^2}{n}}$$

標準誤差とは、ある推定量（今回は平均値）のばらつき（＝標準偏差）を表す指標です。

図 2-2 は、「30 人の標本抽出を 20 回繰り返す」イメージ図です。各試行において平均値（例：400 分、350 分、…、500 分の計 20 個）が求められます。この「平均値」のばらつきが標準誤差ということです。

実際には標本抽出は 1 回しか実施していないため、その 1 回のデータを用いて、不偏分散 s^2 を求め、平均値の標準偏差（＝標準誤差）

$SE = \sqrt{\dfrac{s^2}{n}}$ を求める、という流れになります。

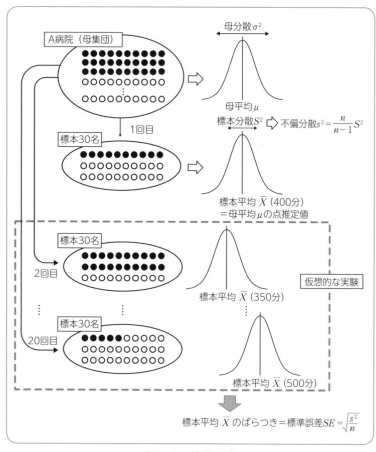

図 2-2　標準誤差

　最後に、これらの値から **95% 信頼区間**（95% confidence interval）を求めて母平均の区間推定を行います。

　ここで、以下の統計量 t を考えます。

$$t = \frac{\overline{X} - \mu}{SE} = \frac{\overline{X} - \mu}{\sqrt{\dfrac{s^2}{n}}}$$

88002-915 JCOPY

統計量 t は、自由度 $n-1$ の t 分布という**確率分布**（propability distribution）に従うことがわかっています。今回の例ではサンプル数が 30 なので、自由度は $30-1=29$ となります。自由度 29 の t 分布をグラフにすると図 2-3 となります。95% 信頼区間とは、統計量 t が t 分布の 95% の面積の範囲にあればよいということを意味します。t 分布の曲線下面積の総和は 1 であることから、下図の塗りつぶし面積が 0.025（上側と下側合わせて 0.05）となる t の値を求めればよく、計算すると $t=2.045$ となります（確率密度関数は 3 章、自由度は 4 章を参照）。

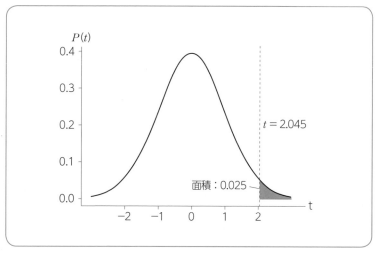

図 2-3　t 分布（自由度 29）

よって、有意水準 5% のもとで $t = \dfrac{\overline{X} - \mu}{SE}$ のとりうる範囲は、以下のようになります（有意水準については 2.3 を参照）。

$$-2.045 \leq \frac{\overline{X} - \mu}{SE} \leq 2.045$$

これを変形して、母平均 μ の 95% 信頼区間は、以下のようになります。

$$\overline{X} - 2.045 \times SE \leq \mu \leq \overline{X} + 2.045 \times SE$$

なお、上記は t 分布を仮定して区間推定を行いましたが、サンプル

数がある程度大きくなると、t 分布は正規分布（normal distribution）に近似できます。正規分布では、母平均の 95% 信頼区間は、以下のようになります。

$$\overline{X} - 1.96 \times SE \leq \mu \leq \overline{X} + 1.96 \times SE$$

　それでは、上述の手術時間の例に戻りましょう。30 人の手術時間は以下のとおりです（単位：分）。

410、390、450、350、370、430、500、300、370、430、
400、380、440、340、360、420、490、290、360、420、
420、400、460、360、380、440、510、310、380、440

　このとき、標本平均 $\overline{X}$、標本分散 S^2、不偏分散 s^2 は以下のとおりです。

$$\overline{X} = \frac{410 + 390 + \cdots + 440}{30}$$
$$= 400$$

$$S^2 = \frac{(400-410)^2 + (400-390)^2 + \cdots + (400-430)^2}{30}$$
$$= 2947$$

$$s^2 = \frac{(400-410)^2 + (400-390)^2 + \cdots + (400-430)^2}{30-1}$$
$$= 3048$$

標準誤差 SE は以下のとおりです。

$$SE = \sqrt{\frac{s^2}{n}}$$
$$= \sqrt{\frac{3048}{30}}$$
$$= 10.1$$

サンプル数が 30 名のとき、t 統計量は自由度 29 の t 分布に従います。よって、母平均 μ の 95% 信頼区間は以下のようになります。

$$\overline{X} - 2.045 \times 10.1 \leq \mu \leq \overline{X} + 2.045 \times 10.1$$
$$379 \leq \mu \leq 421$$

88002-915 JCOPY

95% 信頼区間は何を意味しているのでしょうか？　379 ～ 421 分の間に、「母集団の平均値（＝真値）が 95% の確率で含まれている」と考えられがちですが、そうではありません。

　95% 信頼区間とは「母集団から標本を選び、信頼区間を求める」という作業を 100 回行うと、うち 95 回が真値を含んでいるような区間のことをいいます。ややまわりくどい考えですが、しっかりと理解しておきましょう。

3 検定

例えば、2つの異なる集団（Group 1 と Group 2）の平均血圧に差があるか検討したいとします。

まず、Group 1 と Group 2 の平均血圧に「差がない」という仮説をおきます。これを**帰無仮説**（null hypothesis）といい、H_0 で表されます。

この仮説の下で、Group 1 の平均血圧と Group 2 の平均血圧の差を計算します。次にこの差がどれくらい「偶然起こりうるか」を計算します。帰無仮説が正しいと仮定した場合に、目の前に現れた差やそれより大きな差が偶然起こる確率のことを **P 値**と呼びます。この確率が一定の水準より小さく、偶然起こりうるような現象ではないと判断される場合は、はじめに設定した帰無仮説が誤っていると判断します（帰無仮説を棄却します）。ここで**有意水準** $\alpha = 0.05$(5%)に設定します。

2群間の平均値の差の場合には **t 検定**を用います（第 3 章参照）。t 検定の結果、P 値が計算されます。有意水準 5% であるため、$P < 0.05$ の場合、Group 1 と Group 2 の平均血圧に差がないという帰無仮説が棄却され、2 グループ間に「有意差あり」と判定されます。$P > 0.05$ の場合、Group 1 と Group 2 の平均血圧に差がないという帰無仮説は棄却されず、2 グループ間に「有意差なし」と判定されます。

なお、有意水準 $\alpha = 0.05$ と設定しましたが、この数値に根拠はありません。慣習的に医学論文では $\alpha = 0.05$ をカットオフ値とする場合が多いのです。

検定には**パラメトリック検定**（parametric test）と**ノンパラメトリック検定**（nonparametric test）の 2 種類があります。

パラメトリック検定は、解析対象の変数（目的変数）が**正規分布**に従っているときに用いることができる検定手法です。

88002-915 JCOPY

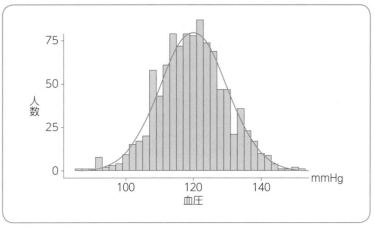

図 2-4　正規分布

　図 2-4 のヒストグラムは血圧の人数分布を示し、青い曲線が正規分布を表します。正規分布とは、平均値を中心に左右対称になっている釣り鐘型の曲線です（詳細は第 3 章参照）。上のヒストグラムはほぼ正規分布に従っています。

　一方、図 2-5 のように正規分布に従っていないときはノンパラメトリック検定が用いられます。

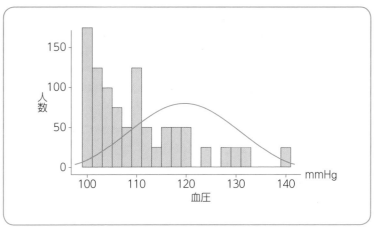

図 2-5　非正規分布

　種々の検定の詳細は、第 3 章以降で紹介します。

　2020 年は、新型コロナウイルスの流行による自粛生活に伴い、私の研究室でもオンライン飲み会が開催されました。オンライン会議アプリの ZOOM® には全参加者を自動または手動で少人数グループに分けて各々で話ができるシステムがあり、2 回のグループ替えが行われました。そこで、私は 2 回とも教授と同じグループになりました。これは偶然なのか？　それとも教授が私をご指名くださったのか？　さっそく私は統計学的に検討してみました。

　今回の参加者 20 人を 5 人 × 4 グループへ分ける作業を 2 回行うことを考えます。帰無仮説は、各人が偏りなくランダムに割り振られることです。この仮説下で 1 回あたり同じグループになる確率を求めます。全員を 4 つのグループへ分ける方法は、$_{20}C_5 \times {}_{15}C_5 \times {}_{10}C_5 \times {}_5C_5$ 通り存在します。A さんと B さんが同じグループに入るためには、まず属するグループの 4 通りを考慮し、そのグループの残り 3 人を 18 人から選べばよいため、1 回あたり同じグループになる確率は、以下となります。

$$\frac{4 \times {}_{18}C_3 \times {}_{15}C_5 \times {}_{10}C_5 \times {}_5C_5}{{}_{20}C_5 \times {}_{15}C_5 \times {}_{10}C_5 \times {}_5C_5} = \frac{4 \times {}_{18}C_3}{{}_{20}C_5} = \frac{4}{19}$$

　よって、2 回とも同じグループになる確率は、以下となります。

$$\frac{4}{19} \times \frac{4}{19} = 0.044$$

　なんと、統計学的には有意差ありとの結果になりました。つまり、教授と私が 2 回とも同じグループになったのは偶然ではない、ということです。教授がご指名くださったのであれば非常に喜ばしいこと！　と思いましたが、よくよく考えてみるとただ幹事の気まぐれかもしれません。統計学的検討だけではその理由は明らかにできず、今後の研究が必要とされます。いつか教授からサシ飲みに誘ってもらえるよう、研究成果を上げていきたいと思います。

3　連続変数の比較

1　変数の種類

具体的な検定の手法は、検証したいデータの種類によって異なります。

数値が連続し、大小比較が意味をもつものを**連続変数** (continuous variable) と呼びます。年齢、血圧などが該当します。

グループに分類する**カテゴリー変数** (categorical variable) もあります。カテゴリー変数の代表例はあり／なし、死亡／生存などの**2値変数** (binary variable) ですが、3つ以上のカテゴリーに分けることもあります。

カテゴリー変数の中には順序に意味がある**順序変数** (ordinal variable) があり、重症度（軽症、中等症、重症）などが該当します。一方、分類はするものの順序はつけることができない変数を**名義変数** (nominal variable) といい、性別、血液型、治療群などが該当します。

本章では、2群間で連続変数を比較する検定方法として、パラメトリック検定である t 検定と、ノンパラメトリック検定であるマン・ホイットニー U 検定を説明します。

2　t 検定

ある手術の手術時間の平均値を A 病院と B 病院の間で比較することを考えましょう。A 病院と B 病院それぞれから 20 人ずつの手術時間のデータを入手しました（表3-1）。

A 病院の平均手術時間は 475 分、B 病院の平均手術時間は 410 分です。分散と標準偏差は A 病院がそれぞれ 8,125 と 90、B 病院がそれぞれ 8,650 と 93、と計算できます。平均の差は 65 分であり、20 人の

表 3-1　A 病院・B 病院における手術時間のデータ

A 病院									
300	400	400	400	400	400	450	450	450	450
450	450	500	500	500	500	600	600	600	700
B 病院									
250	250	300	300	300	350	350	400	400	400
450	450	450	450	500	500	500	500	550	550

(単位：分)

平均では A 病院のほうが長いことがわかります。

　しかし、この差をもって A 病院のほうが平均手術時間が長い、と結論づけることはできません。たまたま抽出された 20 人の平均では A 病院のほうが手術時間が長かっただけかもしれないからです。同じ A 病院を対象とした場合でも、20 人を抽出する試行をもう一度行えば、異なる平均値が得られるでしょう。

　仮に A 病院と B 病院でその手術を受けた患者全体（母集団）の手術時間の分布がまったく同じであると仮定した場合（帰無仮説 = 2 つの母集団は同じである）、両群から 20 人ずつ取り出した平均値の差はどのような値を取ると期待できるでしょうか。

　同じ分布の 2 グループから 20 人ずつサンプル調査した場合、以下の式で表される t の値と、それが観測される確率には関係性があります。

$$t = \frac{\overline{X_A} - \overline{X_B}}{\sqrt{U\left(\dfrac{1}{20} + \dfrac{1}{20}\right)}} \qquad (式 3\text{-}1)$$

　ただし、$U = \dfrac{20 \times S_A^2 + 20 \times S_B^2}{20 + 20 - 2}$、$\overline{X_A}$、$\overline{X_B}$ はそれぞれのサンプルの平均、S_A^2、S_B^2 はそれぞれのサンプルの分散（標本分散）です。

　t が T1 ～ T2 の値を取る確率は、「自由度 38 の t 分布」を T1 から T2 まで積分した値で表されます。図 3-1 のグラフの T1 ～ T2 の曲線下面積です。

88002-915 JCOPY

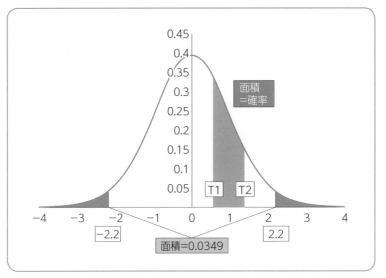

図 3-1　自由度 38 の t 分布と曲線下面積

さて、仮に A 病院と B 病院の手術時間の分布がまったく同じであると仮定した場合、例で見られたような 65 分の差か、それよりさらに大きな差が見られる確率はどのくらいでしょうか。

式 3-1 に各群の平均と標準偏差を代入すると、t は以下のように計算されます。

$$t = \frac{475 - 410}{\sqrt{\dfrac{20 \times 8125 + 20 \times 8650}{20 + 20 - 2}\left(\dfrac{1}{20} + \dfrac{1}{20}\right)}} = 2.2$$

図 3-1 の曲線下面積は確率を表し、$-\infty$ から $+\infty$ までの曲線下面積は 1 です。$t > 2.2$ または $t < -2.2$ における曲線下面積の合計は 0.0349、すなわち確率は 3.49% となります。

この確率はとても小さく、たまたま生じたものとは考えづらいでしょう。ではなぜこのような現象が起きたかと考えると、最初に設定した「A 病院と B 病院の手術時間の分布がまったく同じである」という仮定が誤りであったとするのが妥当です。そこで、このデータからは、A 病院と B 病院の手術時間は異なっていると判断します。

一般に、**スチューデントの t 検定** (Student's t test) は、2 群が等しいという帰無仮説のもとで、t 値という**検定統計量**を計算し、t 値が自由度 $n_A + n_B - 2$ の t 分布に従うことを用いて検定を行います。t 値は以下の式で求められます。

$$t = \frac{\overline{X_A} - \overline{X_B}}{\sqrt{U\left(\dfrac{1}{n_A} + \dfrac{1}{n_B}\right)}} \qquad (式3\text{-}2)$$

ただし、$U = \dfrac{n_A \times S_A^2 + n_B \times S_B^2}{n_A + n_B - 2}$、$\overline{X_A}$、$\overline{X_B}$ はそれぞれのサンプルの平均、S_A^2、S_B^2 はそれぞれのサンプルの分散（標本分散）、n_A、n_B はそれぞれのサンプルの人数

Student's t test という名前の由来については本章末コラムを参照してください。

収集したデータを標本（サンプル）とみなし、標本の結果を通じて母集団を比較しているということに注意してください。研究では手元のデータがすべてと考えがちであり、母集団を考えることは難しいかもしれません。しかし、母集団は実在する必要はなく、あくまで概念としてとらえれば十分です。すべての現象の裏には真の集団（母集団）があり、我々が現実的に観測できるのは母集団から抽出された標本である、という考え方に沿って検定が行われます。

式 3-2 をよく見ると、この値の絶対値を大きくして図 3-1 のような分布の端のほうに位置させることで、「たまたま生じた差ではない」と結論するには、以下のような条件を満たせばよいでしょう。

① 2 群の平均値の差が大きい（$\overline{X_A} - \overline{X_B}$）
② 2 群の患者数が多い（$\dfrac{1}{n_A} + \dfrac{1}{n_B}$）
③ 2 群の分散が小さい（$n_A \times S_A^2 + n_B \times S_B^2$）

ただし、t 検定にはいくつかの仮定があり、用いる際には注意が必

88002-915 **JCOPY**

要です。

　まず、各群で比較したい値が正規分布に従っていることが前提です。在院日数や医療費など、正規分布しないことが多い値の比較を行う際には、次項で説明するマン・ホイットニー U 検定を用いるほうが適切です。

　また、比較する 2 群間で分散が等しいか、を検討する必要があります。分散が等しいと期待できない場合は、**ウェルチの検定**（Welch's test）が行われます。

　なお、通常の t 検定は対応のない 2 群を比較するものであり、2 群のデータに何らかの対応関係がある場合は用いることができません。対応のある場合の例としては、同じ人のデータを繰り返し測定した場合や、マッチングを行った場合が挙げられます。対応のあるデータの検定については第 6 章で扱います。

　図 3-1 に示した t 分布は**確率密度分布**の 1 つです。確率密度分布の解説の前に、とびとびの変数（離散変数）の値と、それぞれの値が現れる確率の関係を見てみましょう。図 3-2 は、イカサマされたサイコロ鉛筆の目とそれぞれが現れる確率を表したものです。当然、鉛筆の目は 1、2、3、4、5、6 しか取りえません。また確率の合計は 1 です。

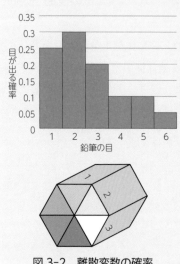

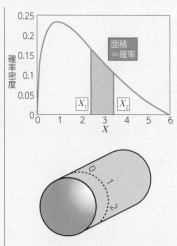

| 図 3-2　離散変数の確率 | 図 3-3　連続変数の確率密度分布 |

　これを連続変数に対応させて拡張させたのが**確率密度関数**（probability density function）です。図 3-3 のように丸軸鉛筆に相当します。連続変数の値は無数にあるので、変数が特定の値にぴったり一致する確率は、すべての値で 0 になってしまいます。しかし、変数が X_1 から X_2 の間にある確率であれば求めることができます。関数を X_1 から X_2 まで x で積分すれば x が X_1 から X_2 の間にある確率を求めることができるように作られた関数が確率密度関数であり、関数の分布を**確率密度分布**（probability density distribution）と呼びます。

　確率密度分布を見る際には、縦軸の値そのものではなく積分により得られる面積で、確率が求められることに注意してください。また、確率密度関数を $-\infty$ から $+\infty$ まで積分する（関数下の合計面積を求める）と 1 になります。なお、$x > X$ となる確率が P パーセントとなるような値 X を、**上側 P パーセント点**と呼びます。

| 補足 | 正規分布 |

代表的な確率分布が**正規分布**（normal distribution）です。ガウス分布（Gaussian distribution）とも呼ばれます。正規分布を特徴づける定数（パラメータ）は平均と分散のみであり、平均 μ、分散 σ^2 である正規分布の確率密度関数は、

$$f(x) = \frac{1}{\sqrt{2\pi}\,\sigma} \exp\left(-\frac{(x-\mu)^2}{2\sigma^2}\right)$$

で表されます。図 3-4 は平均 1、分散 4 の正規分布です。

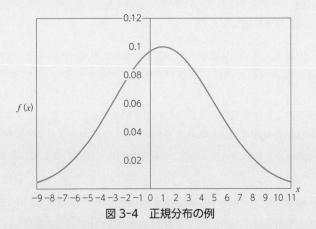

図 3-4　正規分布の例

さまざまな自然現象が正規分布に従うほか、検定なども正規分布を仮定して行うため、非常に重要な確率分布です。

平均 0、分散 1 の正規分布を特に**標準正規分布**（standard normal distribution）と呼びます。また変数 x が、平均 μ、分散 σ^2 の正規分布に従う場合は、

$$x' = \frac{x-\mu}{\sigma}$$

で変換（**標準化**, standardization）した x' は標準正規分布に従うことが知られています。

標準正規分布では、$x > 1.96$ となる確率は 0.025（5% の半分）になります。言い換えると、上側 2.5 パーセント点は 1.96 です。P 値 0.05 や 95% 信頼区間が標準となっている医学統計の世界で 1.96 という数値をたびたび目にするのは、このような理由があります。

　「正規分布」は Gaussian distribution と英訳されることから、著名な数学者・天文学者ガウス（Johann Carl Friedrich Gauss）が発見者であると推察するでしょう。しかし本当の発見者は、数学者ド・モアブル（Abraham de Moivre）とされています。彼は著書『偶然論』（1738 年）の中で、二項分布（1 回あたり表が出る確率が p のコイン投げを n 回くり返したとき、何回表が出るかを表した確率分布）の n 数を大きくすると、正規分布の形に近似できることを報告しました。その後、数学者ラプラス（Pierre-Simon Laplace）がド・モアブルの正規分布を拡張しました。

　一方ガウスは、天体観測の誤差測定の解析の中で、ド・モアブルの議論とはまったく異なるアプローチで正規分布を導き、『誤差論』（1809 年）でその存在を報告しました。ガウスの報告は、実数値の確率変数にも適用でき、普遍的な利用が望めるものでした。この貢献により Gaussian という名前が冠されました。またラプラスの貢献度も考慮して Laplace-Gaussian distribution と呼ぶこともあります。

　正規分布の英語は normal distribution です。この用語の普及に最も影響力を与えたのは、統計学者ピアソン（Karl Pearson, 1857 ～ 1936 年）です。彼は『哲学紀要』（1894 年）の中で、「頻度曲線を以下 normal distribution と呼ぶことにする」と述べました。ピアソンは Laplace-Gaussian distribution のような人名の優先順位を嫌い、normal という用語を好んだようです。ただ、後に「以前私は normal distribution という用語を使ったが、正規分布以外の確率分布が *abnormal* であるという誤解を招きかねない」（1920 年）と述べています。さらに面白いことに、彼は「データが normal distribution に従うことは普通（normal）ではない」ということで、代わりに Pearson distribution を考案しています。

　正規分布以外にもさまざまな統計用語があり、それぞれに紆余曲折の歴史があります。偉大な先人達の歴史を調べてみると、我々が「巨人の肩に乗っている（standing on the shoulders of Giants）」ことを実感でき、一見無味乾燥な統計用語が生き生きとみえてくるでしょう。

88002-915 **JCOPY**

3 マン・ホイットニー *U*検定

　この項では、2群間で連続変数を比較するノンパラメトリックな手法である、**マン・ホイットニー *U* 検定**（Mann-Whitney *U* test）を説明します。**ウィルコクソン順位和検定**（Wilcoxon rank sum test）とも呼ばれます。ノンパラメトリック検定というと難しい印象ですが、中身は実は単純で、名前の示すとおり順位の和を比較するものです。前述の2病院における、別の手術の手術時間を比較しましょう。今回は、表3-2 に示すように、手術時間の分布が偏っています。

表 3-2　A病院・B病院における手術時間のデータ（単位：分）

A 病院									
300	330	350	400	400	450	480	500	550	600
B 病院									
450	500	500	580	600	620	640	650	700	700

　表3-3 に示すとおり、A病院・B病院の合計20人を手術時間の短い順に並べ替え、順位をつけます。同率の場合は平均値とします（例えば、4位が2人の場合は4と5の平均4.5を2人にあてます）。そして、A病院とB病院それぞれで順位の合計（順位和）をとります。もしA病院とB病院の手術時間の分布がほぼ同じであれば、順位和はほぼ等しくなるはずです。一方、2病院間で分布が異なる場合は、順位和に違いが生じます。この例では、A病院の順位和 R_A は66、B病院の順位和 R_B は144と大きな差があります。

表 3-3　手術時間の順位

順位	1	2	3	4.5	4.5	6.5	6.5	8	10	10
手術時間	300	330	350	400	400	450	450	480	500	500
病院	A	A	A	A	A	A	B	A	A	B

順位	10	12	13	14.5	14.5	16	17	18	19.5	19.5
手術時間	500	550	580	600	600	620	640	650	700	700
病院	B	A	B	A	B	B	B	B	B	B

さらに、それぞれの順位和を用いて、以下の U_A と U_B を計算します。

$$U_A = n_A n_B + \frac{n_A(n_A+1)}{2} - R_A$$
$$U_B = n_A n_B + \frac{n_B(n_B+1)}{2} - R_B \qquad \text{(式 3-3)}$$

U_A と U_B の小さいほうを検定統計量 U として用います。

帰無仮説「2つの母集団は同じである」のもとでは、U は平均 $\frac{n_A n_B}{2}$、標準偏差 $\sqrt{\frac{n_A n_B(n_A+n_B+1)}{12}}$ の正規分布に従います。これを用いて、どの程度の確率で起こりうるかを調べるのがマン・ホイットニー U 検定です。上記の例では、

$$U_A = 10 \times 10 + \frac{10 \times 11}{2} - 66 = 89$$
$$U_B = 10 \times 10 + \frac{10 \times 11}{2} - 144 = 11$$

であり、P 値は 0.0031 と計算されます。帰無仮説が正しいとすると非常に起こりづらいことです。このため、A 病院と B 病院の手術時間は異なると判断できます。

Column スチューデントとは誰？

統計解析の手法には人名が付けられていることが多くあります。ピアソンの検定やフィッシャーの検定がその例です。それでは、スチューデントの t 検定はスチューデントさんが考案した手法でしょうか。

1908 年に t 分布の基となる考え方を示したのが、ビールで知られるギネス社で働いていたゴセット（William Sealy Gosset, 1876-1937）です。ゴセットの仕事は、品質が良く長持ちするビールを作るにはどのような原料を使ってどう作れば良いかを研究することでした。同じ品種の大麦でも、天候や鳥害などの影響を受けて質や量が大きく変動します。また、調査のために農場の大麦をすべて採取するわけにはいきません。このため、条件を変えたことによる有意な差なのかを、ばらつきの大きい少量サンプルから推定する必要がありました。これが t 検定のもとになったのです。ゴセットはピアソン（Karl Pearson）のもとで学びこの結果を論文化します。しかし、発表にあ

88002-915 JCOPY

たって名前を明かさないようギネス社側から要請され、スチューデント（Student）というペンネームで発表することになりました。

　ゴセットの成果はギネス社内では重宝されますが、学問の世界では当初あまり注目されなかったようです。ゴセットの示した小標本問題の重要性に着目したのが、若きフィッシャー（Sir Ronald Aylmer Fisher, 1890～1962）でした。フィッシャーはゴセットの示した内容に数学的説明を加えて発展させます。また、ゴセットの論文で用いられていた統計量の記号は "z" でしたが、２人のやりとりの中で修正が加えられ、"t" が用いられるようになったとみられます。その後、ゴセットはギネス社の醸造技術者として勤務しつつ、Student の名で論文も発表し続けました。

　画期的な内容なのに実名で公表させないギネス社はけしからん、と批判されるかもしれません。しかし、醸造にいち早く科学を持ち込み有能な若手科学者を積極的に雇用するだけでなく、キャリアの途中で大学に通う機会を与えるような企業姿勢は評価できます。そのような土壌のもとで、現場の問題を解決すべく奮闘した若手科学者たちによって統計手法が醸成されたことに思いを馳せながら、次の一杯を飲んでみてはいかがでしょうか。

📖 参考文献

1) Eisenhart C. : On the transition from "Student's" z to "Student's" t. The American Statistician 33 : 6-10, 1979
2) Box JF. : Guinness, Gosset, Fisher, and small samples. Statistical Science 2 : 45-52, 1987
3) Zabell SL. : On Student's 1908 article "The probable error of a mean". J Am Stat Assoc 103 : 1-7, 2008

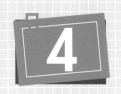

4 カテゴリー変数の比較

　医学論文ではカテゴリー変数の比較をする機会が多くあります。2群間で患者背景を比較する際には疾患の有無を比べることが必要です。また、2群間でアウトカム（例：死亡）の比較をすることもあります。この際、アウトカムの割合（%）の値は連続の値を取りますが、この割合を t 検定などで比較してはいけません。各個人のデータは0か1の値しか取らないためです。また、性別や血液型などの名義尺度を比較する必要があるかもしれません。このようなデータを比較する際は、連続変数の比較の場合とは別の検定手法が必要です。本章では、ピアソンのカイ二乗検定（Pearson's chi-square test）、フィッシャーの直接確率検定（Fisher's exact test）、割合の差の検定を紹介します。

1　ピアソンのカイ二乗検定

　治療 A を受けた80人のうち死亡が22人（27.5%）、治療 B を受けた100人のうち死亡が14人（14%）だったとします。全患者を治療の割り当てとアウトカムの発生で分類した2×2表を書くと表4-1のようになります。

表4-1　治療 A・B 群における死亡と生存

治療	死亡	生存	合計
A	22（27.5%）	58（72.5%）	80
B	14（14%）	86（86%）	100
合計	36（20%）	144（80%）	180

　死亡割合の差は27.5% − 14% = 13.5%、死亡割合の比は27.5%/14% = 1.96です。また、**オッズ比**（odds ratio）は以下の式で定義されます。

88002-915 **JCOPY**

$$\frac{\text{A で死亡/A で生存}}{\text{B で死亡/B で生存}}$$

　各セルの「たすき掛け」により $(22 \times 86) / (14 \times 58) = 2.33$ となります。

　A と B の違いはたまたま生じたものでしょうか。それとも 2 群には本質的に違いがあるのでしょうか。ここで、1 つの思考実験をしてみます。各治療を受けた人数 80 人・100 人と、全体の死亡・生存人数 36 人・144 人 (つまり 2 × 2 表の外枠の数) を同じに保った状態で、検定の考え方に沿って、「2 群は同じである」と仮定しましょう。この仮定のもとでは A 群・B 群とも死亡の割合は、全体 (36/180 = 0.2) と同じ 20% となるはずです。2 × 2 表の内側の各群 (セル) の人数は表 4-2 のようになることが期待されます。

表 4-2　治療 A・B 群は同じであると仮定した場合の死亡・生存

治療	死亡	生存	合計
A	16 (= 80 × 0.2)	64 (= 80 × 0.8)	80
B	20 (= 100 × 0.2)	80 (= 100 × 0.8)	100
合計	36	144	180

　現実に観測された各セルの数値が期待された数値とほぼ同じであれば、A と B の差はたまたま生じたものと言ってよさそうです。一方、大きく隔たりがあった場合、2 群は同じであるという仮定は間違っていると言えます。各セルの「期待」と「現実」の差を定量化するためには、各セルの

$$\frac{(\text{現実の数} - \text{期待された数})^2}{\text{期待された数}} \qquad (\text{式 4-1})$$

の和を計算します。この例では、以下のようになります。

$$\frac{(22-16)^2}{16} + \frac{(58-64)^2}{64} + \frac{(14-20)^2}{20} + \frac{(86-80)^2}{80} = 5.06$$

　この和を**カイ二乗値** (χ^2 値) と呼びます。χ はエックスではなくギリシャ文字のカイです。A と B の効果が同じという帰無仮説のもと

では、カイ二乗値は0となるはずですが、たまたま少しずれる可能性もあります。各セルの期待人数が一定数いる場合、カイ二乗値とそれぞれが生じる確率の関係は、図4-1のような確率密度関数を用いて表せることが知られています。この分布を自由度1の**カイ二乗分布**と呼びます。

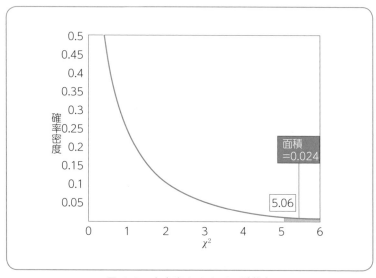

図4-1　自由度1のカイ二乗分布

この分布から、表4-1で得られた結果や、それよりさらに大きなカイ二乗値が生じる（2群間でより大きな差が生じる）確率は2.4%しかないことがわかります。つまり、A群とB群の差は偶然生じたものではなさそうです。

カイ二乗検定は、2×2だけでなく、より多い数のカテゴリーを比較する際にも活用できます。一般には、$m \times n$の分割表の場合、帰無仮説「各群の分布が同じ」のもとでは、以下の式が自由度$(m-1) \times (n-1)$のカイ二乗分布に従うことを利用して検定を行います。

$$\chi^2 = \sum \frac{(現実数 - 期待数)^2}{期待数} \qquad （式4-2）$$

（すべてのセルの和）

88002-915 JCOPY

治療 A 群、B 群の実際の血液型が表4-3 のとおりであった場合、予測される数で埋めた表は表4-4 のとおりとなります。

表4-3　治療 A・B 群の実際の血液型に分布

治療	A	B	O	AB	合計
A	26	17	28	9	80
B	46	19	26	9	100
合計	72	36	54	18	180

表4-4　治療 A・B 群が同じと仮定した場合の血液型の分布

治療	A	B	O	AB	合計
A	32	16	24	8	80
B	40	20	30	10	100
合計	72	36	54	18	180

カイ二乗値を計算すると、以下のようになります。

$$\chi^2 = \frac{(26-32)^2}{32} + \frac{(17-16)^2}{16} + \frac{(28-24)^2}{24} + \frac{(9-8)^2}{8} +$$
$$\frac{(46-40)^2}{40} + \frac{(19-20)^2}{20} + \frac{(26-30)^2}{30} + \frac{(9-10)^2}{10}$$
$$= 3.56$$

自由度 3 のカイ二乗分布は図4-2 のとおりであり、$\chi^2 > 3.56$ となる確率は 31% です（P 値 = 0.31）。このことから、2 群の血液型に有意な差はないと結論づけられます。

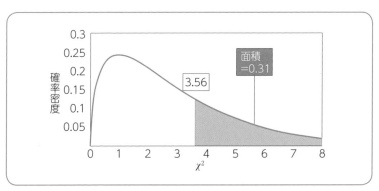

図4-2　自由度 3 のカイ二乗分布

補足　自由度

　ここで、自由度について補足しましょう。表4-2の場合、空の2×2表を埋めるためには1つのセルの数値を指定すれば十分です。合計数（外枠）が決まっているので、残りの3セルはパズルを解くように自動的に定まっていくためです。例えば、A群死亡＝10人、と指定すれば、A群生存＝70人、B群死亡＝26人、B群生存＝74人と、残りが決まります。一方、表4-4の場合は1つのセルを指定するだけではすべては決まりません。A群でA型＝20人とすればB群のA型は52人と特定できますが、残りの6セルを埋めるにはさらに数値を指定する必要があります。

　t 検定なども同様です。n 個のデータがそれぞれ自由な値を取るとしても、「平均値を特定の値にする」という制限がある場合は、自由度は1減って $n-1$ となります。$n-1$ 個の変数を定めると、平均値の条件を満たすために残りの1個は自動的に決まってしまうためです。

　t 分布やカイ二乗分布などの分布は自由度によって異なり、基礎的な統計学の教科書にはさまざまな自由度の確率分布表（統計量と、対応する積分値すなわち確率を羅列した表）が掲載されています。しかし、統計ソフトでは適切な確率分布を参照して P 値を計算してくれます。

88002-915 JCOPY

2 フィッシャーの直接確率検定

ピアソンのカイ二乗検定を用いる際の注意点として、分割表の各セルの人数がある程度いることが必要です。具体的にはすべてのセルで期待数が 10 以上であることが目安です。各セルの人数が少ない場合に効果を発揮するのが、**フィッシャーの直接確率検定**（Fisher's exact test）です（**正確確率検定**とも呼ばれます）。観測された人数が**表 4-5**であった場合を考えます。外枠の人数を変えずにどのようなセルの組み合わせが起こりえたか、すべて挙げると、**表 4-6** のとおり 6 パターンあることがわかります。

表 4-5 治療 A・B 群における死亡と生存

治療	死亡	生存	合計
A	1	7	8
B	4	6	10
合計	5	13	18

表 4-6 合計数を固定した場合に起こりえる人数の組み合わせ

#1

治療	死亡	生存
A	0	8
B	5	5

#2

治療	死亡	生存
A	1	7
B	4	6

#3

治療	死亡	生存
A	2	6
B	3	7

#4

治療	死亡	生存
A	3	5
B	2	8

#5

治療	死亡	生存
A	4	4
B	1	9

#6

治療	死亡	生存
A	5	3
B	0	10

少し大変ですが、A 群、B 群が同じであると仮定して、それぞれのパターンが生じる確率を計算してみましょう。高校数学の「袋に赤玉 8 個、白玉 10 個が入っています。5 個取り出す場合に、赤玉が○個である確率を求めなさい」という問題を思い出してください。

n 人のうち r 人を選ぶ組み合わせは、$_nC_r = \dfrac{n!}{(n-r)!r!}$ です。合計

18 人のうち 5 人が選ばれる組み合わせは $_{18}C_5 = \dfrac{18!}{13!5!} = \dfrac{18 \cdot 17 \cdot 16 \cdot 15 \cdot 14}{5 \cdot 4 \cdot 3 \cdot 2 \cdot 1}$ = 8,586 通りあり、A 群と B 群が同じであれば、すべてが同じ確率で起こります。このうち、A 群が 0 人で B 群が 5 人である組み合わせは $_8C_0 \times {}_{10}C_5 = 1 \times 252 = 252$ 通りですから、#1 が起こる確率は以下のように計算できます。

#1 $\quad _8C_0 \times {}_{10}C_5 \div {}_{18}C_5 = 252/8{,}568 \quad = 0.029$

同様に、パターン #2 ～ #6 の確率を計算します。

#2 $\quad _8C_1 \times {}_{10}C_4 \div {}_{18}C_5 = 1{,}680/8{,}568 = 0.196$
#3 $\quad _8C_2 \times {}_{10}C_3 \div {}_{18}C_5 = 3{,}360/8{,}568 = 0.392$
#4 $\quad _8C_3 \times {}_{10}C_2 \div {}_{18}C_5 = 2{,}520/8{,}568 = 0.294$
#5 $\quad _8C_4 \times {}_{10}C_1 \div {}_{18}C_5 = 700/8{,}568 \quad = 0.082$
#6 $\quad _8C_5 \times {}_{10}C_0 \div {}_{18}C_5 = 56/8{,}568 \quad = 0.007$

観測されたのはパターン #2 ですが、この組み合わせより起こる確率が低いのは、B 群のほうが少ないパターンも含めると、#1、#2、#5、#6 の 4 パターンです。それぞれの事象が起こる確率を足すと、「観測された現象か、それより稀な現象が起こる確率」である P 値が 0.029 + 0.196 + 0.082 + 0.007 = 0.314 と直接、計算できます。

88002-915 JCOPY

3 割合の差の検定

2群の割合（例：死亡率）に差があるかは、ピアソンのカイ二乗検定（Pearson's chi-square test）やフィッシャーの直接確率検定（Fisher's exact test）を用いれば検定できます。しかし、差の大きさの信頼区間を求めたり、必要治療数（number needed to treat, NNT）を計算する際には、割合の差の検定が有効です。ここでは、サンプルサイズが一定数ある場合に使える、割合の差の検定を紹介します。これまでに紹介した2つの方法と異なり、パラメトリックな手法です。

観察されたA群とB群の人数がそれぞれ n_A、n_B であり、観察されたアウトカムの割合がそれぞれ p_A、p_B であったとします。また、A群とB群を合わせた全体での割合（プールした割合とも呼ばれます）を p とします。

$$p = \frac{n_A p_A + n_B p_B}{n_A + n_B} \qquad (式4-3)$$

割合の差の検定では、A群とB群が（母集団では）同じという帰無仮説のもとでは、以下の z が標準正規分布に従うことを用いて検定を行います。

$$z = \frac{p_A - p_B}{\sqrt{p(1-p)\left(\frac{1}{n_A} + \frac{1}{n_B}\right)}} \qquad (式4-4)$$

また、割合の差の95%信頼区間は、以下により計算できます。

$$p_A - p_B \pm 1.96 \times \sqrt{\frac{p_A(1-p_A)}{n_A} + \frac{p_B(1-p_B)}{n_B}} \qquad (式4-5)$$

例えば $n_A = 500$、$n_B = 600$、$p_A = 0.2$、$p_B = 0.15$ の場合、式4-4 より、$z = 2.184$ となります。図4-3 の曲線化面積より、A群とB群が（母集団では）同じという仮定のもとでは、この差より大きな差が生じる確率は2.89%と計算できます。なおこの検定は、B群の割合のほうが大きい確率も考慮しているため、**両側検定**（two-sided test）と呼

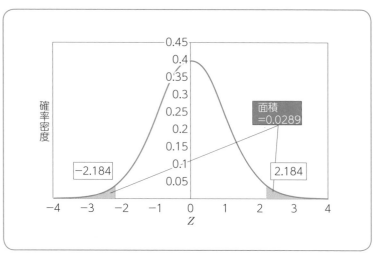

図 4-3　割合の差の検定

ばれます。

　また、式 4-5 より、割合の差の 95% 信頼区間は、0.05 を挟んで
(0.005〜0.095) と計算できます。

88002-915 JCOPY

4 論文での使われ方

　第3章と第4章で説明した内容について、実際の論文ではどのように用いられているかを解説します。

　これらの分析が用いられるシチュエーションは主に3つあります。1つは、異なる治療群の間で治療前の背景因子を比較する場合です。比較しようとする2群の背景がどのように異なっているかを示します。

　また、治療群間でアウトカムを比較する場合も挙げられます。ランダム化比較試験などの場合は、単純な2群間比較が主な分析になります。

　最後に、アウトカムに影響する要因が多数ある場合に、各要因とアウトカムの関係をそれぞれ分析する場合が挙げられます。第7章以降で解説するように、このような場合は多変量解析が主たる分析になります。しかし、その準備段階として、個々の要因とアウトカムの関係を分析しておくことも重要です。

　ここでは、異なる治療群の間で背景因子を比較する例を示します。

　表4-7は、脳梗塞に対する早期リハビリ群（入院3日以内にリハビリを開始）と非早期リハビリ群で患者背景を比較した結果です（データは架空です）。表では、それぞれの群における平均と標準偏差や、各要因をもつ患者の人数と群に占める割合が記載されています。

表4-7　脳梗塞患者の背景—早期・非早期リハビリ群間の比較

背景	早期リハビリ群 (n = 5155)	非早期リハビリ群 (n = 1531)	P値
年齢（歳），平均（標準偏差）	72.7 (7.4)	70.0 (11.9)	< 0.001
性別（女性），n（%）	2610 (50.6)	643 (42.0)	< 0.001
併存症指数，n（%）			< 0.001
0	4246 (82.4)	1162 (75.9)	
1	674 (13.1)	275 (18.0)	
≥2	235 (4.6)	94 (6.1)	
併用治療の実施，n（%）	118 (2.3)	20 (1.3)	0.018

解析に用いた統計手法は、論文の「方法」に記載される場合もあれば、表の脚注に記載される場合もあります。連続変数はマン・ホイットニー U 検定で比較し、カテゴリー変数はカイ二乗検定で比較した、などと記されます。表4-7の P 値は、年齢についてはマン・ホイットニー U 検定で求めたものであり、その他の変数についてはカイ二乗検定によるものです。

性別に注目すると、表には早期リハビリ群と非早期リハビリ群それぞれにおける女性の数と割合が記されています。男性の数と割合は省略されていますが、各群 $5,155 - 2,610 = 2,545$ 人と $1,531 - 643 = 888$ 人の男性がおり、2×2 表を使ったカイ二乗検定が行われています。一方、併存症指数については 3×2（自由度2）のカイ二乗検定が行われています。このため、P 値は併存症指数の各値に対してではなく、1つのみ記載されている点に注意してください。

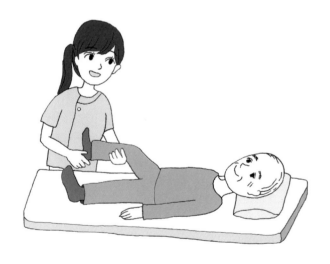

88002-915 JCOPY

補足　リスク比・リスク差・NNT

アウトカム (outcome) の発生割合のことを**リスク** (risk) とも呼びます (一般的に用いられる、「危険性」という意味とは少し異なります)。結果の報告の際には、2群間のリスクの差を用いることもあれば、**リスク比** (risk ratio) を用いることもあります。例えば、**リスク差** (risk difference) が同じ5%の場合でも、それが10%と5%の差の場合 (リスク比2.0) と、55%と50%の差の場合 (リスク比1.1) では意味が大きく異なります。

また、リスク差は「100人をA薬で治療した場合と100人をB薬で治療した場合にアウトカムに何人の差が生じるか」という意味ですので、リスク差の逆数をとることで「何人を対象にすれば1人の差が生じるか」を計算することができます。リスク差の逆数を**必要治療数** (number needed to treat, NNT) と呼びます。

リスク比で示された結果は印象的ですが、実際の効果量は大きくないこともあります。このため、併せてリスク差を示したりNNTを求めることが多くなっています。

結果を報告する数値としては、このほかに**ハザード比** (hazard ratio) もあり、第11章で扱います。

Column　統計ソフトの統計

統計解析ソフトにはさまざまなものがあり、医学系研究で用いられている代表的なものとしては JMP、R、SAS、SPSS、Stata が挙げられます。「どの統計ソフトを使えばよいか」という質問は頻繁に受けますが、基本的な解析を行う上ではどのソフトでも差はありません。発展的な統計解析が可能か、マウス操作が可能な graphical user interface (GUI) か、コマンドを打ち込む character user interface (CUI) か、ソフトの価格、などを考慮して検討してください。身近な指導者や先輩が使っているソフトを選ぶのも良いと思います。なお、大学などの組織では一括でライセンスを購入している場合もありますし、ソフトによっては無料の体験版がありますので、購入前に確認することをお勧めします。

では、トップジャーナルに掲載される論文ではどのような統計ソフトが用いられているのでしょうか。図4-4に示す基準で2019年に

BMJ と JAMA に掲載された原著論文の主な統計ソフト（R、SAS、SPSS、Stata）を集計した結果は、表 4-8 のとおりです。いずれの雑誌も SAS が最も多く用いられていました。しかし、SAS を使えばこれらの雑誌にアクセプトされるという訳ではないので、注意が必要です。2 つの雑誌の間で、4 つのソフトの分布に有意な差はあるでしょうか？　カイ二乗検定を用いて検定してみてください。

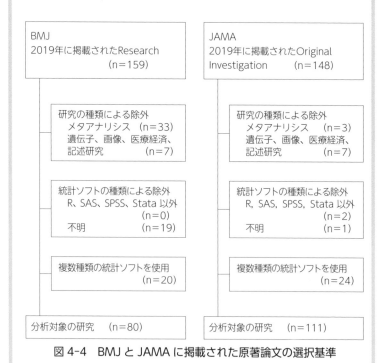

図 4-4　BMJ と JAMA に掲載された原著論文の選択基準

表 4-8　BMJ と JAMA に掲載された原著論文で使用された統計ソフト

| 雑誌 | 統計ソフト | | | | |
	R	SAS	SPSS	Stata	合計
BMJ	16 (20%)	33 (41%)	4 (5%)	27 (34%)	80
JAMA	24 (22%)	64 (58%)	1 (1%)	22 (20%)	111

利益相反の開示：本書著者の橋本は主に R を使用し、山名は Stata > SPSS > SAS の順の頻度で使用しています。

88002-915 JCOPY

3群間の比較

ここまでは2群間の比較について説明してきました。本章では3群以上の比較を扱います。

多重検定の問題

第3章では、A病院とB病院の間で、ある手術の平均手術時間を比較しました。ここで、C病院についても同様に手術時間のデータをとり、A、B、Cの3病院で手術時間の比較を行うとします。表5-1のようなサンプルデータで考えてみましょう。

表5-1　A・B・C病院における手術時間のデータ

A病院	B病院	C病院
500	400	350
420	420	400
650	460	320
550	540	280
480	390	490

(単位：分)

各病院の平均手術時間は520分、442分、368分で、A ＞ B ＞ Cであることがわかります。t検定を行い手術時間の比較を行うと、「A vs. B」のP値 ＝ 0.14、「B vs. C」のP値 ＝ 0.14、「C vs. A」のP値 ＝ 0.02となりました。よって、C vs. Aには有意差がありますが、A vs. BとB vs. Cには有意差がないという結果になります。

各病院の手術時間をプロットしてみると、図5-1のようになります。しかしここで注意すべきは、検定のしすぎによって偶然有意差が出

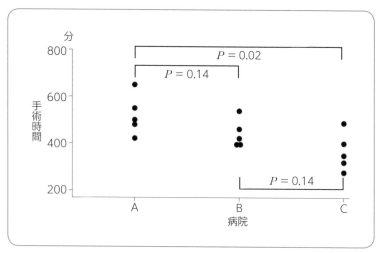

図 5-1 各病院の手術時間の散布図

てしまった可能性があることです。検定を何回も繰り返すと、本来は有意差がないにもかかわらず、確率的にどこかに有意差が出てしまいます。有意水準が 5% のとき、検定 1 回あたり、本当は差がなくても有意差ありと判断してしまう確率は 5% です。

　検定回数が 2 回になると、少なくともどれか 1 つの P 値に対して有意差ありとなる確率は、以下となります。

$$1-(1-0.05)^2 = 0.0975$$

　上の式の $(1-0.05)$ は、検定 1 回あたり有意差なしとなる確率（= 95%）です。よって、2 回とも有意差なしと判断される確率は $(1-0.05)^2$ となり、1 からこの確率を引けば、「少なくともどれか 1 つ」が有意差ありとなる確率（= 9.75%）になります。つまり約 10% の確率で、本当は差がないにもかかわらず、2 回の検定の少なくともどれか 1 つが有意差ありとなってしまいます。

　同様に 3 回の検定を行ったときに、少なくともどれか 1 つの P 値が

88002-915 JCOPY

有意差ありになってしまう確率は、以下となります。

$$1 - (1 - 0.05)^3 = 0.143$$

　つまり約 14% の確率で、本当は差がないにもかかわらず、3 回の検定の少なくともどれか 1 つが有意差ありとなってしまいます。

　このように、検定の回数を増やすほど、本当は差がないにもかかわらずどこかに有意差が出てしまうという問題が生じます。これを**多重検定の問題**といいます。

2 一元配置分散分析

　3群以上の連続変数を比較する手法として、**分散分析** (analysis of variance, ANOVA) があります。分散分析の帰無仮説は「3群の平均値が等しい」です。つまり上の例でいうと「A病院、B病院、C病院の手術時間が等しい」と仮定します。この仮定のもと、実際に観察された事象の確率を計算し、その確率が0.05未満であれば、3病院間の平均手術時間のうちどこかに差があると判断できます。

　ANOVAは3群間の比較を一括で扱うため、「A vs. B」「B vs. C」「C vs. A」の3回の検定を内部で行っているわけではありません。よって、多重検定の問題への考慮は不要となります。

　ANOVAの考え方の基本は、「総ばらつき＝群内ばらつき＋群間ばらつき」です。

　図5-2には、A病院、B病院、C病院の5人ずつの手術時間が、それぞれ○、△、□でプロットされています。$\overline{X}$は15人全員の平均手術時間、$\overline{X_A}$はA病院5人の平均手術時間を表します。$\overline{X_B}$、$\overline{X_C}$も同様です。このとき、A病院のある1名に注目します（青く塗りつぶされたプロット）。

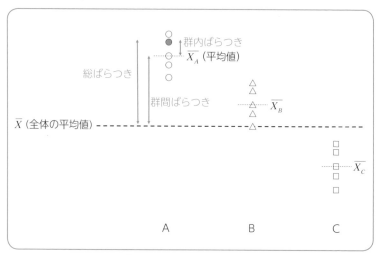

図5-2　総ばらつき＝群内ばらつき＋群間ばらつき

88002-915 **JCOPY**

この1名に関して、$\overline{X}$ からの差を**総ばらつき**、$\overline{X_A}$ からの差を**群内ばらつき**とします。また $\overline{X_A}$ と $\overline{X}$ の差を**群間ばらつき**とします。このとき、以下の関係が図 5-2 から読み取れます。

$$総ばらつき＝群内ばらつき ＋ 群間ばらつき$$

ただ、ばらつきはプラスとマイナスの場合があるため、ばらつきを2乗（＝平方）して以下の式のように変形します。

$$総ばらつきの2乗＝群内ばらつきの2乗 ＋ 群間ばらつきの2乗$$

この関係は、他の14人に関しても成立します。さらに15人全員を合計した場合でも数学的に上の式が成立することがわかっているため、以下の式となります。

$$総ばらつきの2乗の合計$$
$$＝群内ばらつきの2乗の合計＋群間ばらつきの2乗の合計$$

ばらつきの2乗の合計を**平方和**というため、以下のように表現することもできます。

$$総平方和＝群内平方和 ＋ 群間平方和$$

ANOVA では、群内平方和と群間平方和を用いて、以下の統計量 F を計算することで、有意差の有無を判断します。

$$F = \frac{群間平方和 ／ 自由度}{群内平方和 ／ 自由度}$$

群数を a、各群内のサンプル数を n とすると、群間平方和の自由度は $a-1$、群内平方和の自由度は $a(n-1)$ となります。

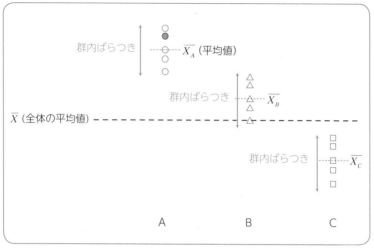

図 5-3　A・B・C 各病院の手術時間（群内ばらつき大）

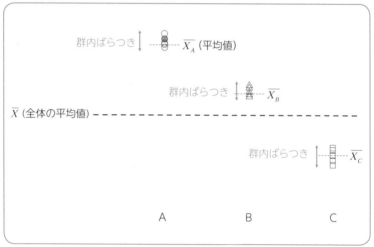

図 5-4　A・B・C 各病院の手術時間（群内ばらつき小）

統計量 F のイメージを図 5-3、図 5-4 から考えてみます。

図 5-3 と図 5-4 は、A・B・C 各病院の平均手術時間は等しいものの、図 5-4 のほうが群内ばらつきが小さくなるような場合を考えています。イラストからイメージできるように、図 5-4 のほうが図 5-3 と

88002-915 **JCOPY**

比較して、各病院の群内ばらつきの間で矢印の重なりがなく、より明確に手術時間の差があるように見えます。つまり、群内ばらつきが小さいほうが有意差がありそうだとわかります。

　同様に、群間ばらつきが大きいほうが、各病院の手術時間の差がより明確になるということもわかります。

　つまり、以下のような流れになります。

> 「群内ばらつきが小さい」「群間ばらつきが大きい」
> →「群内平方和が小さい」「群間平方和が大きい」
> →「F値が大きい」
> →「有意になりやすい（P値が小さくなる）」

　最後に、統計量FがF分布に従うことを利用して、P値を求めることができます。この考え方は、t検定でt分布を利用したのと同様です。

　それでは、今回のデータで統計量Fを計算してみます。
　まずは各病院の手術時間の平均値$\overline{X_A}$、$\overline{X_B}$、$\overline{X_C}$と、全体の平均値$\overline{X}$は以下のようになります。

$$\overline{X_A} = \frac{500 + 420 + 650 + 550 + 480}{5} = 520$$

$$\overline{X_B} = \frac{400 + 420 + 460 + 540 + 390}{5} = 442$$

$$\overline{X_C} = \frac{350 + 400 + 320 + 280 + 490}{5} = 368$$

$$\overline{X} = \frac{500 + 420 + \cdots + 490}{15} = 443$$

表5-2　各病院の群内平方和と総平方和

A	B	C	Aの群内平方和 $(X_A$との差の2乗)	Aの総平方和 $(\overline{X}$との差の2乗)	Bの群内平方和 $(X_B$との差の2乗)	Bの総平方和 $(\overline{X}$との差の2乗)	Cの群内平方和 $(X_C$との差の2乗)	Cの総平方和 $(\overline{X}$との差の2乗)
500	400	350	400	3,249	1,764	1,849	324	8,649
420	420	400	10,000	529	484	529	1,024	1,849
650	460	320	16,900	42,849	324	289	2,304	15,129
550	540	280	900	11,449	9,604	9,409	7,744	26,569
480	390	490	1,600	1,369	2,704	2,809	14,884	2,209
合計 2,600	2,210	1,840	29,800	59,445	14,880	14,885	26,280	54,405

　次に各データに対して、群内平方和と総平方和を求めたものを表5-2に加えます。

　表5-2より、各平方和は以下のようになります。

$$総平方和 = 59445 + 14885 + 54405 = 128735$$
$$群内平方和 = 29800 + 14880 + 26280 = 70960$$
$$群間平方和 = \{(\overline{X_A} - \overline{X})^2 + (\overline{X_B} - \overline{X})^2 + (\overline{X_C} - \overline{X})^2\} \times 5 = 57775$$
（各群内に5名いるため5をかける）

　よって、以下の式が成立することが確認できます。

$$総平方和 = 群内平方和 + 群間平方和$$

　また、群内平方和の自由度、群間平方和の自由度はそれぞれ以下となります。

$$群内：a - 1 = 3 - 1 = 2$$
$$群間：a(n - 1) = 3(5 - 1) = 12$$

　したがって、統計量Fは以下となります。

88002-915 JCOPY

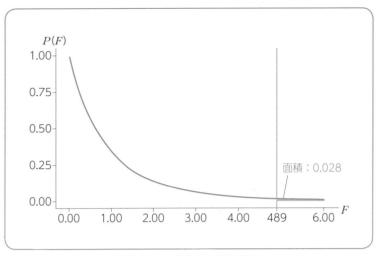

図 5-5　F 分布と P 値の計算

$$F = \frac{\text{群間平方和} /2}{\text{群内平方和} /12} = \frac{57775/2}{70960/12} = 4.89$$

　最後に、この統計量 F が自由度 (2, 12) の F 分布に従うことを利用して、P 値を求めることができます（図 5-5）。

　上の塗りつぶし面積が 0.028 であるため、ANOVA の結果の P 値は 0.028 となります。よって、3 群の手術時間には有意差があることがわかりました。

　ただ、ANOVA で有意差があるということは、「A vs. B」「B vs. C」「C vs. A」のどこかに有意差があることしか言えません。具体的に A vs. B に有意差がある、ということはわからないのです。そこで、出てくるのが次項の多重比較（multiple comparison）です。

　なお、ANOVA は 3 群以上のパラメトリック検定に用いられます。3 群以上のノンパラメトリック検定の場合は、**クラスカル – ウォリス検定**（Kruskal-Wallis test）を用います。

3 多重比較

　ANOVA では多重検定の問題をクリアできましたが、どの群間に有意差があるかが不明でした。そこで、登場するのが**多重比較**（multiple comparison）です。多重比較は、検定を行った回数を考慮し有意水準を厳しく補正することで、検定のしすぎによって偶然有意差が出てしまう可能性を減らす方法です。以下、多重比較法の代表例を3つお示しします。

　1つ目は、**ボンフェローニ法**（Bonferroni method）です。これは検定を行った回数で有意水準を割ることで補正する方法です。上の例だと「A vs. B」「B vs. C」「C vs. A」の計3回検定を行っているため、有意水準 $\alpha = 0.05$ を3で割って $\alpha = 0.017$ へ補正します。つまり、$P < 0.017$ を満たす P 値のみが有意差ありと判断されます。

　Student's t 検定では、各群間を比較した結果は以下の通りでした（5.1 参照）。

・A vs. B → P 値 = 0.14

・B vs. C → P 値 = 0.14

・C vs. A → P 値 = 0.02

　よって、ボンフェローニ法ではいずれの群間にも有意差なしということになります。ボンフェローニ法は単純で理解しやすいため頻繁に用いられる手法ですが、保守的な（＝有意差が出づらい）結果になることが特徴です。たとえば20回の検定を行うと、有意水準 $\alpha = 0.0025$（＝ 0.05/20）となります。これは P 値が 0.0025 未満にならないと有意と判断されないということを意味し、非常に保守的な結果となることがわかります。

　2つ目は、**テューキー‐クレイマー法**（Tukey-Kramer method）です。テューキー‐クレイマー法もボンフェローニ法と同じく、すべての組み合わせの検定を行う手法です。「A vs. B」「B vs. C」「C vs. A」の3通りの検定を考慮します。テューキー‐クレイマー法は、検定回

88002-915 JCOPY

数が増えてもボンフェローニ法ほどは厳しくならないことが特徴です。

　3つ目は、**ダネット法**（Dunnett method）です。これはコントロール群を設定しておいて、コントロール群と他群との比較「のみ」を行います。実際の研究で考えられるシチュエーションとしては、既存薬、新薬A、新薬Bの効果比較で「既存薬 vs. 新薬A」と「既存薬 vs. 新薬B」の比較のみに興味がある場合などが挙げられます。ダネット法は、テューキー–クレイマー法の総当たりよりも検定回数が少ないため、有意水準の補正は緩くなります。つまり、有意差がテューキー–クレイマー法より出やすいと言えます。

　なお、多重比較法のどれを使うかは、基本的にデータを見る前に決めておくべきです。「テューキー–クレイマー法で有意差が出なかったためダネット法を使ってみよう」のように都合の良い検定手法を用いるのは避けましょう。

　ここで挙げたテューキー–クレイマー法とダネット法はパラメトリック検定の範疇に入ります。ノンパラメトリック検定では、**スティール–ドゥワス法**（Steel-Dwass method）、**スティール法**（Steel method）が、それぞれ対応する多重比較法となります。ボンフェローニ法は、パラメトリック、ノンパラメトリックに関係なく用いることができます。

Column 　森鷗外＝作家 ＋ 医師 ＋ 統計学者 の
　　　　スーパーマン

　森鷗外といえば、『舞姫』『雁』を代表作とした明治の文豪です。実は、彼の本業は作家ではなく軍医でした。

　鷗外は1862年、石見国津和野藩（現在の島根県）にて、内科医である父のもとに生まれました。12歳で東京へ引っ越し、東京医学校（現在の東京大学医学部）予科へ入学しました。16歳で医学部本科生となり、この医学生時代に医療統計の基礎を学んだと考えられています。

19歳で卒業後しばらくは父の診療所を手伝い、その後陸軍軍医となりました。22歳でドイツへ留学を命じられ、北里柴三郎とともにコッホ教授に細菌学を学んだり、軍医学講習会で現地の軍医と親交を深めたりする中で、医学統計への知識を身につけていきました。26歳で帰国した後は、陸軍軍医学校の教官となりました。

鴎外は27歳の時に『医学統計論』へ序文を寄稿しました。ここで知る人ぞ知る「統計訳字」論争が巻き起こります。鴎外は「統計」という用語を用いました。しかし「統計」という用語が「スタチスチック（statistic）」の日本語訳として適切なのか、というクレームを今井武夫がつけました。今井は「統計には合計するという意味しかない」という見解であり、鴎外は「統べ計るという訳であり意味は通じる」と述べ、両者の議論は平行線をたどりました。他にも、統計学は科学であるのか方法論であるのか（鴎外は方法論派）、統計は因果関係を探求すべき方法か（鴎外は探求すべきでない派）、という議論が双方でなされましたが、いずれも見解の溝は埋まらなかったようです。

その後、日清戦争、日露戦争を経て、鴎外は46歳で軍医の最高峰である陸軍軍医総監に任命されました。さらに48歳で文学博士となり、2分野においてトップまで上り詰めるという偉業を成し遂げました。統計学の卓越さも入れると3分野になります。

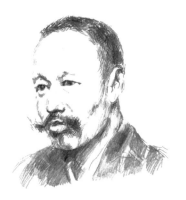

88002-915 JCOPY

6 対応のある検定

　ここまでの検定では、2群間に対応がない場合を考えてきました。しかし、2群間に対応がある（関連がある）場合は、それに応じた検定手法を選択すべきです。以下、**対応のある検定**（paired test）について説明いたします。

1 対応のある *t* 検定

　第3章で解説したように、異なる2つの集団における連続変数の平均値を比較する場合、***t* 検定**（*t* test）を用います。ただし、その連続変数は正規分布に従っていることが前提条件になります。

　ここで、同じ集団で1つの連続変数を2回続けて測定するような場合を考えてみましょう。例えば表6-1は、肥満の基準（body mass index > 25.0 kg/m²）を満たす10名の40歳以上男性における、ある年とその翌年における健康診断での血中総コレステロール値の変化を示しています。同じ集団から2時点でデータを収集したものであり、各人のある年と翌年のデータには対応関係があります。

　このような場合に、ある年のデータと翌年のデータ間で *t* 検定を行うのは誤りであり、**対応のある *t* 検定**（paired *t* test）を行う必要があります。

　10人の血中総コレステロール値の平均はある年が 291 mg/dL、翌年が 352 mg/dL と計算され、この1年で平均値が高くなったことがわかります。次に、有意に高くなったのかを統計学的に検討する必要があります。

表6-1　10人の40歳以上肥満男性におけるある年と翌年の血中総コレステロール値

表6-1　10人の40歳以上肥満男性におけるある年と翌年の血中総コレステロール値

ID	ある年（mg/dL）	翌年（mg/dL）
1	250	260
2	340	360
3	410	440
4	170	200
5	340	480
6	310	430
7	330	310
8	240	290
9	300	300
10	220	450

　まず、誤りの例として、スチューデントのt検定で実際に計算してみましょう。

　第3章で説明したように、各群の標準偏差を用いて統計量tを求め、有意であるかを判断します。

　ある年をA、翌年をBとして、それぞれの群の平均値を$\overline{X_A}$、$\overline{X_B}$、分散を$S_A{}^2$、$S_B{}^2$、サンプル数をn、mとすると、以下のように計算できます。

$$\overline{X_A} = \frac{1}{10}(250 + 340 + \cdots + 220)$$
$$= 291$$
$$\overline{X_B} = \frac{1}{10}(260 + 360 + \cdots + 450)$$
$$= 352$$
$$n = 10$$
$$m = 10$$
$$S_A{}^2 = \frac{\{(250-291)^2 + (340-291)^2 + \cdots + (220-291)^2\}}{10}$$
$$S_B{}^2 = \frac{\{(260-352)^2 + (360-352)^2 + \cdots + (450-352)^2\}}{10}$$
$$U = \frac{10 \times S_A{}^2 + 10 \times S_B{}^2}{n+m-2}$$
$$= 6925$$

88002-915 JCOPY

したがって、統計量 t は以下となります。

$$t = \frac{\overline{X_B} - \overline{X_A}}{\sqrt{U\left(\dfrac{1}{n} + \dfrac{1}{m}\right)}}$$
$$= \frac{352 - 291}{\sqrt{\left(\dfrac{1}{10} + \dfrac{1}{10}\right) \times 83.22}}$$
$$= 1.64$$

最後に、自由度 $20-2=18$ の t 分布を用いて $t=1.64$ がどの程度起こりえるかをチェックします。

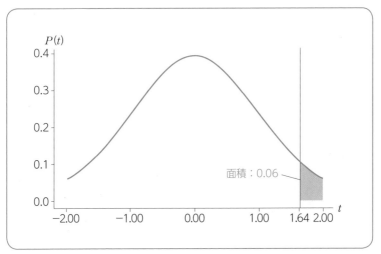

図6-1 自由度18の t 分布と P 値の計算

図6-1の塗りつぶしの面積が0.06であるため、2倍して、スチューデントの t 検定の結果は P 値 = 0.12 となり、ある年と翌年の血中総コレステロールの平均値に有意差は認められないことになります。

次に、正しい方法として、対応のある t 検定で実際に計算してみましょう。

表 6-2　10 人のある年と翌年の血中総コレステロール値の差

ID	ある年 (mg/dL)	翌年 (mg/dL)	差 (mg/dL)
1	250	260	10
2	340	360	20
3	410	440	30
4	170	200	30
5	340	480	140
6	310	430	120
7	330	310	−20
8	240	290	50
9	300	300	0
10	220	450	230
平均値	291	352	61
標準偏差	71	94	78

　まず、ID 1 〜 10 のある年と翌年の血中コレステロール値の差を表に加えます。

　対応のある t 検定では、「差の平均値」に着目します。表 6-2 では、一番右にある「差 (mg/dL)」の列です。帰無仮説は「2 群間の差の平均値は 0」です。帰無仮説が棄却できれば、2 群間の差は有意であるといえます。

　差の平均値を $\overline{d}$、差の不偏分散を s^2 とすると、それぞれ以下のように計算されます。

$$\overline{d} = \frac{1}{10}(10 + 20 + 30 + \cdots + 230)$$
$$= 61 \,(\leftarrow \overline{X_B} - \overline{X_A} \text{と同じ})$$
$$s^2 = \frac{1}{10-1}\{(10-\overline{d})^2 + (20-\overline{d})^2 + (30-\overline{d})^2 + \cdots + (230-\overline{d})^2\}$$
$$= 6099$$

　したがって、対応のある t 検定の統計量 t は以下となります。

88002-915 JCOPY

$$t = \frac{\overline{d}}{\sqrt{\dfrac{s^2}{n}}}$$

$$= \frac{61}{\sqrt{\dfrac{6099}{10}}}$$

$$= 2.47$$

　最後に、スチューデントの t 検定と同様に t 分布を用いて、$t =$ 2.47 がどれくらい起こりえることなのかを確認します。対応のある t 検定では「差」に着目しているため、今回のデータでは、サンプル数は 20 個ではなくて 10 個です。よって、自由度が 10 − 1 = 9 の t 分布を用いることになります。

　図 6-2 の塗りつぶしの面積が 0.02 であるため、2 倍して、対応のある t 検定の結果は P 値 = 0.04 となります。ある年と翌年の血中コレステロール値に有意差は認められました。

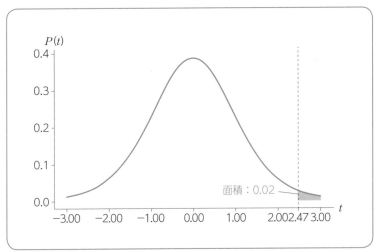

図 6-2　自由度 9 の t 分布と P 値の計算

2 ウィルコクソン符号付き順位和検定

第3章で扱った、連続変数のノンパラメトリック検定の際に用いるマン‐ホイットニー U 検定（Mann-Whitney U test）［＝ウィルコクソン順位和検定（Wilcoxon rank sum test）］は、対応を考慮していない検定でした。マン‐ホイットニー U 検定の対応のあるバージョンが**ウィルコクソン符号付き順位和検定**（Wilcoxon signed rank sum test）になります。

先程と同じデータセットに、新たに以下の列を加えます。
①差の絶対値
②差の符号
③差の絶対値の順位

③の差の絶対値の順位に関して、差が0のものは除きます。そのうえで、同じ順位になった場合は、順位の平均値をとります。今回の例で、差の絶対値を小さい順に並べると、以下のようになります。

表6-3　10人のある年と翌年の血中総コレステロール値の差と符号付き順位

ID	ある年 (mg/dL)	翌年 (mg/dL)	差 (mg/dL)	差の 絶対値	符号	順位
1	250	260	10	10	＋	1.0
2	340	360	20	20	＋	2.5
3	410	440	30	30	＋	4.5
4	170	200	30	30	＋	4.5
5	340	480	140	140	＋	8.0
6	310	430	120	120	＋	7.0
7	330	310	−20	20	−	2.5
8	240	290	50	50	＋	6.0
9	300	300	0	0	なし	なし
10	220	450	230	230	＋	9.0
平均値	291	352	61			
標準偏差	71	94	78			

88002-915 JCOPY

10，20，20，30，30，50，120，140，230（ID 9 は 0 なので除く）

ID 2 と ID 7 が差の絶対値が 20 で同じ値をとっており、この 2 人は小さいほうから 2 番目と 3 番目なので、順位は 2.5 となります。同様に ID 3 と ID 4 は 4 番目と 5 番目なので順位は 4.5 となります。

以上、①～③の列を新たに加えたものが表 6-3 です。

次に、差の符号がプラスの人の順位の合計と、差がマイナスの人の順位の合計のうち、小さいほうを J と置きます。表 6-3 より、符号プラスが 8 名存在し、その順位が 1.0、2.5、4.5、4.5、8.0、7.0、6.0、9.0 なので、合計は 42.5 です。符号マイナスは 1 名存在し、その順位は 2.5 なので、合計は 2.5 です。よって、$J = 2.5$ となります。

サンプル数を n（差が 0 のものは除く）、順位がタイの個数が l 個のグループ数を L とします。差が 0 である ID 9 は除外するため、$n = 10$ ではなく $n = 9$ となります。また、順位のタイは 2.5 と 2.5 と、4.5 と 4.5 なので、$l = 2$、$L = 2$ となります。このとき、以下の T 統計量を計算します。

$$
\begin{aligned}
T &= \frac{\left| J - \dfrac{n(n+1)}{4} \right|}{\sqrt{\dfrac{n(n+1)(2n+1)}{24} - \sum_l \left(\dfrac{l^3 - l}{48} \times L \right)}} \\
&= \frac{\left| 2.5 - \dfrac{9(9+1)}{4} \right|}{\sqrt{\dfrac{9(9+1)(2 \times 9+1)}{24} - \dfrac{2^3 - 2}{48} \times 2}} \\
&= 2.37
\end{aligned}
$$

この $T = 2.37$ が、標準正規分布に従うため、t 検定の場合と同様に P 値を求めることができます。

図 6-3 の塗りつぶしの面積が 0.009 であるため、2 倍して P 値 =

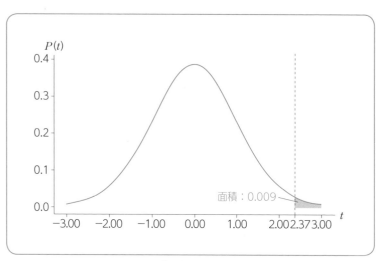

図 6-3 標準正規分布と P 値の計算

0.018 となり、ウィルコクソン符号付き順位和検定では 2 群間に有意な差が認められるという結果になりました。

88002-915 JCOPY

3 対応のある検定（2値変数）

　マクネマー検定（McNemar test）は、カイ二乗検定の対応があるバージョンの検定法です。たとえば、100人にある年に運動習慣があるかないかアンケートをとります。同じ100人に翌年にも運動習慣があるかないかアンケートをとります。このとき、同じ100人を追跡したアンケート結果なので、2つのデータセット（ある年と翌年）には対応があります。ここが第4章で説明したカイ二乗検定と異なる部分です。

表6-4　ある年と翌年の運動習慣の変化

| | | 運動習慣がありますか？（翌年） | | 計 |
		YES	NO	
運動習慣がありますか？（ある年）	YES	40（ア）	20（イ）	60
	NO	30（ウ）	10（エ）	40
	計	70	30	100

（（ア）～（エ）はセルの場所を表します）

　クロス表で大事になるセルは（イ）と（ウ）であり、（ア）と（エ）は重要ではありません。なぜなら、（ア）はどちらの年も「運動習慣あり」で変わっていません。（エ）も同様に、どちらの年も「運動習慣なし」で変わっていません。つまり、（ア）と（エ）のような変化を見せていないセルは、解析に有用な情報を保持しておらず、（イ）と（ウ）のみが解析に有用な情報を保持しています。

　マクネマー検定の統計量 c^2 は、以下のように計算されます。

$$c^2 = \frac{(|（イ）の値 - （ウ）の値| - 1)^2}{b + c}$$
$$= \frac{(|20 - 30| - 1)^2}{20 + 30}$$
$$= 1.62$$

　この c^2 は、自由度1のカイ二乗分布に従います。

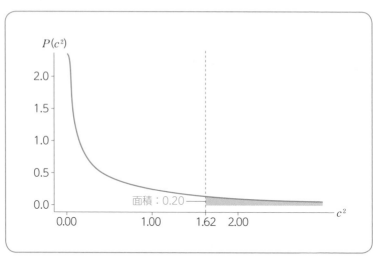

図6-4　自由度1のカイ二乗分布とP値の計算

　図6-4の塗りつぶしの面積が0.20であることから、P値 = 0.20となり、ある年と翌年の運動習慣の差は有意でないと判断されます。

88002-915 JCOPY

　対応のある t 検定を用いている論文をひとつ紹介します。
（Nakajima M, Aso S, Yasunaga H, et al. : Body temperature change and outcomes in patients undergoing long-distance air medical transport. Am J Emerg Med 37 (1) : 89-93, 2019）

　ドクターヘリによる離島からの患者搬送における、患者の体温変化とアウトカムの関連を調べた研究です。単施設の後向きコホート研究で、2010 年 4 月から 2016 年 12 月の期間に同施設にドクターヘリで搬送された 1,253 名が対象となりました。患者の体温は、搬送前と搬送後の 2 回測定されました。同一人物の搬送前後の体温は、対応のある連続変数であるため、対応のある t 検定が行われました。結果の記述は以下のとおりです。

"The mean (SD) body temperature before air transport (T_{before}) was 36.7 (0.94)℃ and 36.3 (0.90)℃ after air transport (T_{after}). The difference between T_{before} and T_{after} was -0.36℃, which was statistically significant based on the paired t-test (95% confidence interval (CI), -0.30 to -0.42 ; $P < 0.001$)."

〔搬送前の体温（T_{before}）は平均 36.7℃（標準偏差 0.94℃）、搬送後の体温（T_{after}）は平均 36.3℃（標準偏差 0.90℃）であった。T_{before} と T_{after} の差は -0.36℃であり、対応のある t 検定を用いると統計的に有意であった（95% 信頼区間：-0.30 to -0.42、$P < 0.001$）〕

第 6 章　対応のある検定

なぜ多変量解析が必要か

1 複数の説明変数と交絡因子

第6章までは、1つの**介入**（intervention）または**曝露**（exposure）〔＝独立変数（independent variable）、説明変数（explanatory variable）〕と1つの**アウトカム**（outcome）〔＝従属変数（dependent variable）、被説明変数（explained variable）〕の関係のみで説明を進めてきました。しかし、現実世界では当然、アウトカムに影響を及ぼす因子は1つではなく複数存在します。

複数の変数がある場合、互いの影響を排除し、それぞれの固有の効果を調べることが必要です。仮に研究で着目する変数が1つの場合でも、他の変数を無視する訳にはいかず、他の変数の影響を調整（adjust）しなければなりません。

例えば、飲酒と肺がんの関係を検討するとしましょう。表7-1の単変量分析を見ると、飲酒なし群のうち肺がんの割合は5/50 = 10％であるのに対し、飲酒あり群では肺がんの割合が20/50 = 40％と高く、飲酒と肺がんには関連があるように見えます。

しかし、飲酒だけが肺がんに影響を及ぼすわけではありません。例えば、肺がんにとって喫煙は重要な要因です。また、飲酒をする人で

表7-1　飲酒と肺がんの関連

	肺がん＋	肺がん－	合計
飲酒＋	20	30	50
飲酒－	5	45	50

88002-915 JCOPY

表 7-2　喫煙の有無で層別化した飲酒と肺がんの関連

喫煙＋	肺がん＋	肺がん－	合計
飲酒＋	20	20	40
飲酒－	5	5	10

喫煙－	肺がん＋	肺がん－	合計
飲酒＋	0	10	10
飲酒－	0	40	40

は喫煙率も高いかもしれません。

　そこで、表7-1の人々を喫煙の有無で分けたときに、表7-2のようであったとします。喫煙あり群では、飲酒の有無に関わらず肺がんの割合は50％と高くなっています。一方、喫煙なし群では、飲酒の有無に関わらず肺がんは0％です。つまり、飲酒と肺がんの間に直接の関連はなさそうです。

　表7-1の単変量分析で見かけ上、飲酒と肺がんの関係性が見られたのは、肺がんと飲酒の両方に影響する第3の因子（喫煙）があったにも関わらず、それを考慮しなかったためです。このような、曝露と結果の両方と関連する因子のことを**交絡因子**（confounding factor）と呼びます（本書の姉妹書『医学論文，わからないのは統計だけ？　肝心要の研究デザインがわかる本』を参照してください）。

　解析のうえでは、飲酒と肺がんの**単変量解析**（univariable analysis）だけでは不十分です。複数の説明変数がある場合には、**層別化**（stratification）や**多変量解析**（multivariable analysis）などを行う必要があります。

　複数の変数が関与する場合は多変量回帰分析を行うと考えられがちです。しかし、基本的かつ重要な手法として**層別解析**（stratified analysis）が挙げられます。前項では、対象者を喫煙の有無で**層**（グループ、strata）に分け、それぞれの層において飲酒と肺がんの関連を検証しました。変数の数がさらに増えた場合も同様に、男性・若年・喫煙群、男性・高齢・喫煙群…のように、目的の変数（飲酒・肺がん）以外の変数を用いてさらに細かいグループに分け、それぞれで飲酒と肺がんの関係を検証します。各グループには飲酒・肺がん以外の変数はすべて等しい値の人々が集められているため、他の変数の影響を排除した飲酒と肺がんの関係を見ることができるのです。合計600人を性別と喫煙の有無で層別化した（表7-3）の例で見てみましょう。各群においてオッズ比は「たすき掛け」により計算できます。

表 7-3　性別と喫煙の有無で層別化した飲酒と肺がんの関連

女性、喫煙なし

	肺がん−	肺がん+	合計
飲酒−	149	13	162
飲酒+	109	9	118
合計	258	22	280

オッズ比：$9 \times 149 / (109 \times 13) = 0.95$

女性、喫煙あり

	肺がん−	肺がん+	合計
飲酒−	46	12	58
飲酒+	45	11	56
合計	91	23	114

オッズ比：$11 \times 46 / (45 \times 12) = 0.94$

男性、喫煙なし

	肺がん−	肺がん+	合計
飲酒−	39	14	53
飲酒+	30	13	43
合計	69	27	96

オッズ比：$13 \times 39 / (30 \times 14) = 1.21$

男性、喫煙あり

	肺がん−	肺がん+	合計
飲酒−	25	18	43
飲酒+	35	32	67
合計	60	50	110

オッズ比：$32 \times 25 / (35 \times 18) = 1.27$

　さらに、各グループにおける結果を集計して**共通オッズ比**（common odds ratio）を求めましょう。ここで、i番目の層における各セルの値を表7-4の通りとします。

表7-4　*i* 番目の層における各セルの定義

	肺がん−	肺がん＋	合計人数
飲酒−	d_i	c_i	M_{2i}
飲酒＋	b_i	a_i	M_{1i}
合　計	N_{2i}	N_{1i}	T_i

このとき、**マンテル-ヘンツェル共通オッズ比**（Mantel-Haenszel common odds ratio）OR_{MH} は**式7-1**により求められます。

$$OR_{MH} = \frac{\sum_{i=1}^{k} \dfrac{a_i d_i}{T_i}}{\sum_{i=1}^{k} \dfrac{b_i c_i}{T_i}} \qquad （式7-1）$$

表7-3 の場合は以下のように計算されます。

$$OR_{MH} = \frac{\dfrac{9 \times 149}{280} + \dfrac{11 \times 46}{114} + \dfrac{13 \times 39}{96} + \dfrac{32 \times 25}{110}}{\dfrac{109 \times 13}{280} + \dfrac{45 \times 12}{114} + \dfrac{30 \times 14}{96} + \dfrac{35 \times 18}{110}} = 1.09$$

検定は**コクラン-マンテル-ヘンツェル検定**（Cochran-Mantel-Haenszel test）により行います。統計量は以下の式で示されます。

$$\chi^2_{MH} = \frac{\left\{ \sum_{i=1}^{k} a_i - \sum_{i=1}^{k} \dfrac{M_{1i} N_{1i}}{T_i} \right\}^2}{\sum_{i=1}^{k} \dfrac{M_{1i} M_{2i} N_{1i} N_{2i}}{T_i^2 (T_i - 1)}} \qquad （式7-2）$$

帰無仮説「飲酒と肺がんに関連なし」のもとでは、これが自由度1のカイ二乗分布に従うことを利用します。

第4章で紹介したカイ二乗検定は、予測と実際の結果を比較するものでした。式7-2 は複雑ですが、分子が「全体での実測数−全体での予測数」の2乗となっており、類似していることを確認してください。

表7-3 の場合、以下のように計算されます。

第7章　なぜ多変量解析が必要か

χ^2_{MH}

$$= \frac{\left\{(9+11+13+32) - \left(\dfrac{118 \times 22}{280} + \dfrac{56 \times 23}{114} + \dfrac{43 \times 27}{96} + \dfrac{67 \times 50}{110}\right)\right\}^2}{\dfrac{118 \times 162 \times 22 \times 258}{280 \times 280 \times 279} + \dfrac{56 \times 58 \times 23 \times 91}{114 \times 114 \times 113} + \dfrac{43 \times 53 \times 27 \times 69}{96 \times 96 \times 95} + \dfrac{67 \times 43 \times 50 \times 60}{110 \times 110 \times 109}}$$

$$= 0.169$$

　自由度 1 のカイ二乗分布より $P = 0.681$ と計算されます。つまり、性別と喫煙の効果を調整した結果、飲酒と肺がんに有意な関連は認められません。

　変数が数個しかない場合には層別解析は有効な手法ですが、変数（層）の数が多い場合は限界があります。すべての層で十分な人数がいるとは限らないためです。例えば、2 値変数の交絡因子が 5 つあり、すべてのグループに 20 人ずつ確保したいとすると、$2^5 \times 20 = 640$ 人が必要になってしまいます。

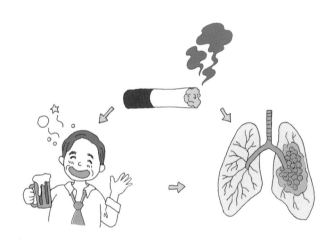

88002-915 JCOPY

3 回帰分析

回帰分析（regression analysis、由来については本章末コラム参照）では、アウトカムと曝露の関係を数式で表現することを目標とします。アウトカム y を曝露 x で説明するモデルを探る作業とも言えます。回帰分析は複数の変数がある場合に特に有用ですが、まずは単変量の場合を考えましょう。アウトカム y と曝露 x の関係が、係数 β_0 と β_1 を用いて、以下のように表せるとします。

$$y = \beta_0 + \beta_1 x \qquad (式7\text{-}3)$$

このとき y と x の関係は線形ですが、回帰係数 β_0 や β_1 を変化させることでさまざまなモデルを考えることができます。これらの無数のモデルのうち、現在見られている現象と完全に一致するものはありません。しかし、最もよく説明できるのは図7-1の A が示す直線のようです。

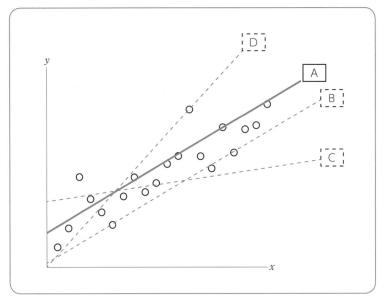

図7-1　回帰分析のモデル

第7章　なぜ多変量解析が必要か

「最もよく説明できる」とは、具体的には、各患者のデータ X_i, Y_i を用いた、

$$\sum_i \{Y_i - (\beta_0 + \beta_1 X_i)\}^2 \qquad (式 7\text{-}4)$$

が最小になることを指します。これは式7-3に X_i を代入することで得られる「予測される Y」と、「実際の Y_i」の誤差の二乗（プラスマイナス両方向があるため二乗しなければなりません）を各データで計算したうえで、全員分を足し合わせたものです。この和を最小にするのが、誤差が少なく、式7-3で表せるモデルのなかでは最も良いモデルと言えます。式7-4を最小にするような β_0 と β_1 を推定することを**最小二乗法**（least square method）と呼びます。微分方程式を解くことで β_0 と β_1 は推定でき、y を x で説明する最も良さそうな**回帰式**（regression equation）〔＝**回帰モデル**（regression model）〕が特定できるのです。

　上記は y を x の一次方程式（$y = x$ の定数倍＋定数）で表す**線形回帰**（linear regression）で、説明変数が1つのため**単回帰分析**（univariable regression analysis）と呼ばれます。回帰分析の利点は、これを拡張し複数の変数を同時に投入できることです。例えば、

$$y = \beta_0 + \beta_1 x_1 + \beta_2 x_2 + \beta_3 x_3 \qquad (式 7\text{-}5)$$

のように、複数の説明変数を投入してそれぞれの係数を求めることができます。また、以下のように、さまざまなモデルを考えることもできます。

$$y = \beta_0 + \beta_1 x_1 + \beta_2 x_1^2 + \beta_3 x_2 \qquad (式 7\text{-}6)$$

88002-915 JCOPY

4　点推定値と信頼区間

論文において回帰分析の結果は、**回帰係数** (regression coefficient) の**点推定値** (point estimate) と**信頼区間** (confidence interval)、P 値 (P-value) で表されます。「$P < 0.05$ であるか」「95% 信頼区間が 0 をまたいでいないか」といった基準で、「統計学的に有意か」「この変数が "効いて" いるか」を判断していることが多くあるでしょう。ふだん論文を読む際にはその判断で支障ありません。しかし、回帰係数の信頼区間や P 値とはそもそも何なのか、概要を理解しておくことは重要です。

　回帰分析の信頼区間の理解のために、第 2 章で述べた重要な考え方である、母集団 (population) と標本 (sample) について復習しましょう。すべての現象の裏には真の集団（母集団）があります。しかし我々が現実的に観測できるのは母集団から抽出され、表面にたまたま現れている標本に過ぎません。我々が統計解析により変数 x とアウトカム y の関係を分析したい場合、標本における表面上の説明では不十分です。その裏にある母集団における関係を推測することが求められるのです。

　95% 信頼区間 (95% confidence interval) とは、「同じ条件で実験を繰り返した場合に、真の値が 95% の確率で含まれるような範囲」のことです。1 つのデータから推定される回帰係数は 1 つの組み合わせしかありません。しかし、特に恣意的な抽出が行われていないとすれば、観測された回帰係数が母集団のものに近いことは尤もであると考えられ、これが点推定値となります。また、観測されたデータから信頼区間を推測できます。たとえば、**式 7-3** で示す単回帰分析を n 人で行い係数の点推定値 $\widehat{\beta_0}$、$\widehat{\beta_1}$ が得られた場合、β_1 の 95% 信頼区間は以下のように表されます。

$$上限：\beta_1 + t_{0.025}(n-2)\sqrt{\frac{s^2}{\sum(X_i - \overline{X})^2}}$$

$$下限：\beta_1 - t_{0.025}(n-2)\sqrt{\frac{s^2}{\sum(X_i - \overline{X})^2}} \qquad (式7\text{-}7)$$

ただし、$t_{0.025}(n-2)$ は自由度 $n-2$ の t 分布の上側 2.5 パーセント点、s^2 は、(モデルによる予測−実際の Y)^2 の n 人の和を $n-2$ で割ったもの、$\overline{X}$ は X の平均です。

なお、t 分布のパーセント点については、同じパーセントの場合は自由度が大きいほど値が小さくなるという特徴があります。

式7-7 を覚える必要はありません。ただ、回帰係数の信頼区間は、①s^2 が小さく、②$\sum(X_i - \overline{X})^2$ が大きく、③自由度が大きいほど、狭くなるということを確認してください。これらの条件は、①モデルの予測と実際のデータの差が小さい(あてはまりが良い)、②広い範囲で変数 X を観測している、③サンプル数が大きい、ということに対応しています。

検定と P 値についても復習しましょう。検定の基本は、帰無仮説を設定し、仮に帰無仮説が正しい場合に、今見られているような現象が生じる確率(P 値)を検討することです。回帰分析における帰無仮説は、独立変数が従属変数をまったく説明しない、すなわち $\beta=0$ です。この仮定のもとで、目の前に現れている現象がどのような確率で生じるのか、を計算します。

88002-915 JCOPY

回帰分析の限界

　回帰分析は広く用いられている有用な解析方法ですが、重要な注意点がいくつか存在します。

　回帰分析は研究者がモデルを自ら設定し、現実のデータをそれにあてはめるという作業です。第8章、第9章で紹介するようにさまざまなモデルが存在します。しかし、自然現象が単純な数学的なモデルに従ってくれるとは限りません。指定したモデルに従うと仮定した場合に、そのモデルに関する係数（パラメーター）はいくつが最も良さそうか、という検証をしているにすぎないのです。"すべてのモデルは誤っている、しかしいくつかは有用である（All models are wrong, but some are useful.）"という格言にあるように、モデルには限界があることを理解した上で活用する必要があります。

　また、多変量回帰分析は、結果に影響を与えうる独立変数がすべて測定できている前提で行われます。本書の姉妹書『医学論文，わからないのは統計だけ？　肝心要の研究デザインがわかる本』にも示されているように、研究に影響を与える重要な変数が抜けてしまっている場合、いくら変数が多くても正しい解釈はできません。多変量回帰分析を過信しないことが重要です。

Column　**さまざまな「回帰」**

　「原点回帰」という言葉に象徴されるように、「回帰」には「もとへ帰ること、めぐりかえること、くりかえすこと」という意味があります。回帰分析は、従属変数 Y を独立変数 X のもとに帰して説明する手法です。

　回帰が使われるもう1つの統計用語に「平均への回帰（regression to the mean）」があります。例えば、一定の基準で血圧が高い人を集めて再測定すると、最初の測定と比べて概ね低くなる、という現象です。これは、本来の値は低いにもかかわらず、たまたま1回高めに出てしまった人が含まれ、2回目の測定では確率的に真の値に戻っ

ていくことが多いためです。「血圧が高めの 20 人に○○を飲んでもらったところ…」という広告には注意が必要です。

　さて、地球の南北の緯度約 23 度の経線はそれぞれ南回帰線および北回帰線と呼ばれます。地球の自転軸は太陽の周りを公転する軸に対して少し傾いているため、正午に太陽が真上から照らすような場所の緯度は季節によって異なります。夏至にはこのポイントが北回帰線まで北上します。夏至を過ぎると太陽は南に戻っていき、季節はくりかえします。ちなみに英語では、北回帰線は Tropic of Cancer、南回帰線は Tropic of Capricorn です。regress という単語は使われていませんが、tropic の語源はギリシア語の tropikos（折り返す、向きを変える）であり、regress と似ています。

　1992 年に 26 歳で没した歌手の尾崎豊のセカンドアルバムは「回帰線（Tropic of Graduation）」でした。このアルバムには「卒業」という曲があります。卒業したらどこに向かうのか、結局は同じところに戻ってくるのではないか、そのような想いがあったのでしょうか。医療や研究にも卒業はなく、「永劫回帰（ewige Wiederkunft）」、同じことを永遠に繰り返しているように感じることがあるかもしれません。そのような時でも、"夜の校舎で窓ガラスを壊してまわった"りしてはいけません。一瞬一瞬を大事に、目の前の仕事に"行儀よくまじめ"に取り組んでいきましょう。

88002-915 JCOPY

1 重回帰分析の概要

重回帰分析（multivariable linear regression analysis または multiple linear regression analysis）は、単変量の線形回帰分析（単回帰分析）を多変量に拡張し、連続変数である従属変数を、複数の独立変数の足し算で説明するモデルを用いた分析です。式で表すと下記の通りです。

$$y = \beta_0 + \beta_1 x_1 + \beta_2 x_2 + \beta_3 x_3 + \cdots \qquad (式 8\text{-}1)$$

このモデルで重要な点は、従属変数が独立変数の線形結合（定数倍の足し算）として表せるとしている仮定です。

$$在院日数 = \beta_0 + \beta_1 \times 性別 + \beta_2 \times 年齢 \quad (式 8\text{-}2)$$
$$(性別：男性であれば1、女性であれば0 \quad 年齢：歳)$$

上記の例の場合、性別が異なると在院日数が変化し、年齢が異なると在院日数が変化するというモデルです。このモデル化により、性別の効果と年齢の効果を分離することで、それぞれの独立した効果を見ることができます。なお、性別には本来、数値的な意味はありません。しかし便宜上、男性＝1、女性＝0という値を与えることで、男女の差を分析することが可能になります。このような変数を**ダミー変数**（dummy variable）と呼びます。

分析の結果、$\beta_1 = 3$、$\beta_2 = 0.5$であったとしましょう。これらの値はそのまま、従属変数の変化量 / 独立変数の変化量と解釈できます。

男性は女性より在院日数が 3 日長く、年齢が 1 歳上がるごとに在院日数が 0.5 日延びる、という解釈です。このとき、対象者の性別にかかわらず年齢は在院日数を増やし、対象者の年齢にかかわらず男性は女性よりも在院日数が長い、と考えています。また、年齢が 1 歳上がることの影響はどの年齢においても変わりません。20 歳の場合と比較すると 30 歳は 5 日長く、50 歳の場合と比較すると 80 歳の場合は 15 日長いという予測です。

　このモデル設定にはやや無理があるかもしれません。しかし、第 7 章で述べたとおり、完全なモデルというものは存在しません。ある程度の無理は許容しつつ、便利な特性を生かして回帰分析を活用することが重要です。この場合は、性別と年齢のそれぞれ独立した効果を検証できることが、このモデルの最も有用な特徴です。

　重回帰分析の結果は表 8-1 のように報告されます。なお、95% 信頼区間は、(0.40, 0.67) のようにカンマ区切りで表記されることもあれば、"0.40 ～ 0.67" や "0.40 to 0.67" のように表記されることもあります。

　年齢については 1 歳上がるごとの在院日数の増加分、性別については女性と比較した男性の在院日数の増加分と、変数によって意味が異なる回帰係数が並んで記述されている点には注意が必要です。観測した集団における回帰係数は点推定値として表され、その周りに信頼区間が作られます。年齢の「真の効果」は観測できず、真の効果が 95% 信頼区間の中にあるわけでもありません。実際に何日増えるかは断言できませんが、年齢が上がると在院日数が少し増えることはほぼ間違いないといって良いでしょう。一方、性別の効果の点推定値は 2.79

表 8-1　重回帰分析の結果の例

変数	回帰係数	95% 信頼区間	P 値
年齢（1 歳増加）	0.53	(0.40, 0.67)	< 0.001
性別（男性）	2.79	(−0.59, 6.18)	0.090

88002-915 JCOPY

と出ましたが、その信頼区間は広く0をまたいでいます。これでは、性別は在院日数に影響するとは断言できません。

決定係数（coefficient of determination）R^2 は、モデルの当てはまりを示す指標であり、下記の式で求められます。

$$R^2 = \frac{\sum_i (\hat{Y}_i - \overline{Y})^2}{\sum_i (Y_i - \overline{Y})^2} \qquad （式 8\text{-}3）$$

ここで、Y_i は i 番目の患者の実際のデータ、$\overline{Y}$ は全患者における平均、$\hat{Y}_i$ は i 番目の患者において式 8-1 に x を代入して得られる予測値です。つまり、決定係数は、実際のデータの変動と、モデルで予測した値の変動を比較したものです。R^2 が大きいほど、実際の現象をモデルで良く説明できていることになります。なお、独立変数の数が多いほど R^2 は大きくなるという特徴があります。この影響を調整するためには、**自由度調整済み決定係数**（degree-of-freedom adjusted coefficient of determination）を用います。

2 重回帰分析の応用

重回帰分析で推定される各係数は、独立変数の変化量あたりの従属変数の変化量を示しています。年齢1歳あたりの増加量と性別が変化した場合の増加量をそのまま比較し、「どちらの影響が強いか」を検証するのは困難です。そこで、それぞれの変数に対応する係数を比較する際には、**標準化** (standardization) という作業が便利です。式8-4のように変換した式を用います。

$$\frac{y - \overline{y}}{SD(y)} = \beta_0 + \beta_1 \frac{x_1 - \overline{x_1}}{SD(x_1)} + \beta_2 \frac{x_2 - \overline{x_2}}{SD(x_2)} + \beta_3 \frac{x_3 - \overline{x_3}}{SD(x_3)} + \cdots$$

(式8-4)

ここで、$\overline{x}$ や $\overline{y}$ は各変数の平均、$SD(x_i)$ は各変数の標準偏差です。この変換により、独立変数が1標準偏差分だけ変化した時の従属変数の変化量が回帰係数として表され、効果量を変数間で比較しやすくなります。

従属変数 y をそのまま回帰分析に投入するのではなく、**対数変換** (log transformation) した $\log_e y$ を活用する方法もよく用いられています。

$$\log(在院日数) = \beta_0 + \beta_1 \times 性別 + \beta_2 \times 年齢 \quad (式8-5)$$

分析の結果、$\beta_1 = 0.5$、$\beta_2 = 0.03$ であったとしましょう。この場合、式8-5より男性の在院日数は同じ年齢の女性と比べて $e^{0.5} = 1.65$ 倍になり、年齢が1歳上がるごとに在院日数は $e^{0.03} = 1.03$ 倍になる、と解釈します。

なお、「データが正規分布していないために対数変換をした」という記述をよく目にしますが、重回帰分析を行うためには独立変数や従

88002-915 JCOPY

属変数が正規分布している必要がある、というのは正確ではありません。そもそもダミー変数が正規分布することは期待できません。また図 8-1 の Y は正規分布していませんが、Y は X によりうまく説明できています。X が小さい人が多くいるとこのような分布を示しますが、線形回帰分析は適用可能です。

　この誤解のもととなっているのは、「残差が正規分布している」という仮定と考えられます。従属変数が正規分布していなくても残差（実際の従属変数の値と回帰モデルにより予測される値の差）が正規分布していれば重回帰分析は可能です。しかし、従属変数を対数変換して正規分布に近づけることで残差も正規分布に近づくため、従属変数を対数変換する手法はよく用いられています。

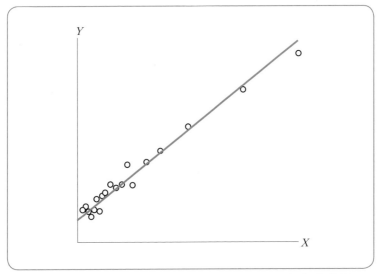

図 8-1　正規分布していなくても当てはまりのよい線形回帰分析

1 ロジスティック回帰分析の概要

　ロジスティック回帰分析（logistic regression analysis）は、2値変数である従属変数を複数の独立変数で説明する際に有用な手法です。医学研究においては生存／死亡のようにアウトカムが2値の場合が多くあるため、最も頻繁に用いられる多変量分析手法の1つです。生存の場合 $Y=0$、死亡の場合 $Y=1$ という変数を設定した場合を考えましょう。アウトカムが2値しか取り得ないため、このまま線形回帰と同様に扱うのは困難です。そこで、①各患者におけるアウトカム発生の確率を考える、②各患者におけるアウトカム（0または1）はアウトカム発生の確率を反映した実現値である、という2段階の考え方をとります。

　アウトカム発生の確率を p とした場合に、$\dfrac{p}{1-p}$ をオッズ、さらにその対数を取った $\log\dfrac{p}{1-p}$ を**ロジット**（logit）と呼びます。p は 0 ～ 1 の間の値しか取りえませんが、ロジットは $-\infty$ ～ $+\infty$ のすべての値を取るため、解析に都合が良いのです。そこで、以下の式のように、独立変数を用いてロジットを説明する式を考え、分析を行うのがロジスティック回帰分析です。

$$\log\frac{p}{1-p} = \beta_0 + \beta_1 x \qquad (式 9\text{-}1)$$

　式 9-1 は単変量のロジスティック回帰です。回帰分析により得られる β_1 を用いて得られる e^{β_1} は、独立変数 x が1変化した場合のオッズの変化を表し、**オッズ比**（odds ratio）と呼ばれます。$x=1$、$x=0$ を代

入して比較することで、e^{β_1}がオッズ比となることが確認できます。

$$x = 1 \text{ のとき、} \log\frac{p_1}{1-p_1} = \beta_0 + \beta_1$$

$$x = 0 \text{ のとき、} \log\frac{p_0}{1-p_0} = \beta_0$$

$$\text{よって、} \beta_1 = \log\frac{p_1}{1-p_1} - \log\frac{p_0}{1-p_0} = \log\frac{p_1/(1-p_1)}{p_0/(1-p_0)}$$

$$e^{\beta_1} = \frac{p_1/(1-p_1)}{p_0/(1-p_0)}$$

　例えば、死亡を従属変数とし、年齢を独立変数 x とした単変量ロジスティック回帰分析により $\beta_1 = 0.1$ という結果が得られた場合、年齢が1歳増えるごとに死亡のオッズが $e^{0.1} = 1.1$ 倍になると解釈されます。ロジスティック回帰の結果を「死亡のリスクが○倍である」と誤って解釈している例が散見されますが、ロジスティック回帰の結果からはオッズ比しかわかりません。この点は注意が必要です。

第9章　ロジスティック回帰分析

重回帰分析と同様に、ロジスティック回帰分析も独立変数を複数投入することによって多変量分析が可能です。

$$\log \frac{p}{1-p} = \beta_0 + \beta_1 x_1 + \beta_2 x_2 + \beta_3 x_3 \cdots \quad (式9\text{-}2)$$

多変量ロジスティック回帰分析（multivariable logistic regression analysis または multiple logistic regression analysis）の結果は**表9-1**のように、e^β が表すオッズ比とその信頼区間、および P 値で報告されます。

表9-1　ロジスティック回帰の結果の例

変数	オッズ比	95% 信頼区間	P値
年齢（1 歳増加あたり）	1.05	(1.04, 1.05)	< 0.001
性別			
女性	Reference		
男性	1.21	(1.07, 1.37)	0.002
インスリン使用	1.50	(1.33, 1.70)	< 0.001
⋮	⋮	⋮	⋮

　年齢は 1 歳上がるごとにアウトカムのオッズ比 1.05 倍、男性は女性に比べてオッズ比 1.21 倍、インスリンを要するような糖尿病があることでオッズ比 1.50 倍と、それぞれ他の因子の影響を取り除いた独立した効果として解釈できます。言い換えると、仮に他の要素がすべて同じで年齢だけが 1 歳増えた場合、アウトカムが起こるオッズが 1.05 倍になることを示しています。オッズ比の信頼区間が 1 をまたいでいる場合は有意な影響はないと判断します。なお、基準となる群（対照群）を Reference と示す場合もありますが、対照群が自明の場合は省略することもあります。この例では、「インスリン使用」の対照は「非使用」であることは明らかです。

　ロジスティック回帰分析の応用

ロジスティック回帰分析はアウトカムが2値変数の場合の解析手法でした。この応用版として、**順序ロジスティック回帰**（ordinal logistic regression）と**多項ロジスティック回帰**（multinomial logistic regression）を紹介します。これらはいずれも、アウトカム変数の種類に対応した応用法です。なお式9-2の右辺は多項式ですが、アウトカムは2値変数なので"多項"ロジスティック回帰とは呼ばず"2項"です。

順序ロジスティック回帰分析は、従属変数（アウトカム）が順序変数の時に用いられる手法です。アウトカムが順序変数の場合は、どこかに基準（カットオフ、cut off）を定めることで2値変数に分類し直すことができます。このことを用いて解析を行います。

例えば、アウトカム Y が5段階で示された患者満足度であったとしましょう（1：とても不満、2：不満、3：どちらでもない、4：満足、5：非常に満足）。独立変数 X としては、「診察までの待ち時間」とします。アウトカムを2つに分類する方法は、①1 vs 2以上、②2以下 vs 3以上、③3以下 vs 4以上、④4以下 vs 5、の4通りが考えられます。診察までの待ち時間が満足度に与える影響が、①〜④のどの分け方をしてもほぼ同じである仮定できれば、

① $\log \dfrac{p_1}{1-p_1} = \alpha_1 + \beta x$　　　　p_1 は $Y > 1$ となる確率

② $\log \dfrac{p_2}{1-p_2} = \alpha_2 + \beta x$　　　　p_2 は $Y > 2$ となる確率

③ $\log \dfrac{p_3}{1-p_3} = \alpha_3 + \beta x$　　　　p_3 は $Y > 3$ となる確率

④ $\log \dfrac{p_4}{1-p_4} = \alpha_4 + \beta x$　　　　p_4 は $Y > 4$ となる確率

（式9-3）

の4通りのロジスティック回帰を考えることができます。係数 β は共通で切片 α が異なることに注意してください。これらの式を満た

すように係数を求めます。得られるe^βを**共通オッズ比**（common odds ratio）と呼びます。なお式9-3において、α_1などの添え字はアウトカムの分類方法に対応しており、変数の種類に対応した式9-2の添え字（β_1など）とは性質が異なることも確認して下さい。

　順序ロジスティック回帰分析の結果は、論文では通常のロジスティック回帰と一見同じように報告されます。しかし、独立変数の効果はアウトカム全体に対する影響として解釈することに注意してください。表9-2は、胃がんまたは大腸がんで入院した患者のうち、疾患Aがある患者とない患者でがんのステージを比較した分析結果です。アウトカムであるがんのステージはI，II，III，IVの順序変数です。疾患Aがある患者ではオッズ比1.86であり、他の要因を調整した上でも疾患Aがない患者と比べてステージが高いことがわかります。

表9-2　順序ロジスティック回帰分析の結果表記の例

変数	共通オッズ比	95%信頼区間	P値
疾患Aの有無			
なし	Reference		
あり	1.86	(1.72，2.00)	< 0.001

　多項ロジスティック回帰分析は、従属変数（アウトカム）が3つ以上の水準をもつカテゴリー変数の場合に用いられる手法です。アウトカムの値のうちどれか1つを基準に定め、他の水準との比較を複数行います。

　アウトカムYが退院先であり、Yには自宅、施設、転院の3通りがあるとします。独立変数としては、年齢、退院時のADL、独居か否か、を考えます。自宅退院を基準とした場合、

①　$\log \dfrac{p_1}{1-p_1} = \beta_{01} + \beta_{11}\,\textit{年齢} + \beta_{21}\,ADL + \beta_{31}\,\textit{独居}$

対象者は自宅 or 施設退院者で、p_1は施設退院となる確率

88002-915 JCOPY

② $\log\dfrac{p_2}{1-p_2} = \beta_{02} + \beta_{12}\,年齢 + \beta_{22}\,ADL + \beta_{32}\,独居$

対象者は自宅 or 転院者で、p_2 は転院となる確率　　　（式9-4）

の2通りのロジスティック回帰を考えることができます。今回は、①②それぞれに異なる係数が用意されていることを確認してください。

　多項ロジスティック回帰分析では、アウトカムの各値に対して基準となるアウトカムとの比較を行います。このため、結果が報告される際には複数の分析結果が記載されます。

　具体例を紹介します。ベルギーの老人ホーム入居者を対象としてベンゾジアゼピン系薬剤が使われる要因を分析した論文において、従属変数はベンゾジアゼピン系薬剤の処方とされました。これには定時処方と頓服の2通りがあります。そこで、ベンゾジアゼピン系を処方されていない者を基準とし、「定時 vs 処方なし」と「頓服 vs 処方なし」の2通りの比較をする多項ロジスティック回帰分析が行われました。その結果、「定時 vs 処方なし」と「頓服 vs 処方なし」ではアウトカムに関連する要因が異なっていることが明らかになりました。例えば、男性は女性に比べて定時処方は有意差がなく（オッズ比 0.83，95% 信頼区間 0.57 ～ 1.21）、頓服は有意に受けやすい（オッズ比 2.50，95% 信頼区間 1.14 ～ 5.49）という結果でした（J Am Geriatr Soc 68（12）：2768-2777, 2020）。

ここではロジスティック回帰分析の応用的な活用方法を紹介します。式9-2は下記のように、pについて解くこともできます。

$$\log\frac{p}{1-p} = \beta_0 + \beta_1 x_1 + \beta_2 x_2 + \beta_3 x_3 \cdots$$

$$\frac{p}{1-p} = e^{(\beta_0 + \beta_1 x_1 + \beta_2 x_2 + \beta_3 x_3 \cdots)}$$

$$p = (1-p)\,e^{(\beta_0 + \beta_1 x_1 + \beta_2 x_2 + \beta_3 x_3 \cdots)}$$

$$\{1 + e^{(\beta_0 + \beta_1 x_1 + \beta_2 x_2 + \beta_3 x_3 \cdots)}\}p = e^{(\beta_0 + \beta_1 x_1 + \beta_2 x_2 + \beta_3 x_3 \cdots)}$$

$$\therefore p = \frac{1}{1 + e^{-(\beta_0 + \beta_1 x_1 + \beta_2 x_2 + \beta_3 x_3 \cdots)}} \qquad (式9\text{-}5)$$

つまり、ロジスティック回帰分析を行って回帰係数を求めた後で、各患者の X_1、X_2 …の値を式9-5に代入することで、アウトカムが発生する**予測確率**（predicted probability）を求めることができます（実際にアウトカムが発生したかは別として）。この特徴は、**リスクスコア**（risk score）の作成や、**傾向スコア分析**（propensity score analysis）にも応用されています。

近年、**臨床予測モデル**（clinical prediction model）に関する研究が多く発表されています。臨床予測モデルとは、背景因子から疾患の発症リスクを予測したり、疾患がある人に対してアウトカム（死亡など）を予測するモデルのことです。予測を数値化したリスクスコアはリスクのわかりやすい目安となるため、リスクスコアを作成する研究も広く行われています。

リスクスコア作成で最も一般的な手法は、回帰係数（e^β ではなく β そのもの）やその定数倍を用いる方法です。例えば、アウトカムを死亡としたロジスティック回帰分析で、"年齢80歳以上""呼吸不全あり""糖尿病あり"に対する係数 β がそれぞれ1.6、2.4、0.8であった場合、下記の式によりスコアを定義することができます。

スコア

= 1.6 ×年齢が 80 歳以上 + 2.4 ×呼吸不全あり + 0.8 ×糖尿病あり

各患者の値を代入してスコアを求めた例は、下記のとおりです。

年齢 70 歳、呼吸不全なし、糖尿病ありの場合、スコアは 0.8 点
年齢 85 歳、呼吸不全あり、糖尿病なしの場合、スコアは 1.6 + 2.4 = 4.0 点

小数がややわかりづらいという場合は、各係数を同一の定数で割った上で整数に近似することもできます。例えば上記の例では、各係数を 0.8 で割ると下記のスコアが得られます。

スコア

= 2 ×年齢が 80 歳以上 + 3 ×呼吸不全あり + 1 ×糖尿病あり

傾向スコアは「（一方の）治療を受ける確率」のことを指します。傾向スコア分析では、傾向スコアを介することで、複数の交絡因子を同時に調整し、観察研究においても背景の揃った 2 群間で比較を行うことを目標とします。

ロジスティック回帰分析は、傾向スコアの推計にもよく用いられています。傾向スコアの推計にあたっては、アウトカムのことはいったん忘れ、まずは治療の割り当てを従属変数とし、治療の割り当てに影響する因子や患者背景を独立変数に投入した分析を実施します。その後、各患者で**式 9-5** に値を代入することで、それぞれの治療割り当てを予測する確率が求められます。この治療割り当て確率が傾向スコアであり、傾向スコアが近い人は背景因子も揃っていることが期待されます。この特徴を用いて、**マッチング**（matching）（傾向スコアが近いが実際の治療割り当ては異なる人同士をペアにする）などを行います。

Column 数学力は必要？

　医療統計学の修得に数学力は必要でしょうか？　結論から申し上げると、医療統計学の学習に高校数学レベルの素養は必要です。そう聞くと一部の方が不安感を抱いてしまうかもしれません。しかし、医療統計学では決して数学的センス・閃きを必要としませんし、テストの制限時間もありません。すでに定まっている統計手法を研究目的に応じて取捨選択すればよいのです。本書に散りばめられた計算例をみても、定型化された式に数値を代入し愚直に計算しているのみです。さらに実務的な観点からいうと、統計ソフトが計算を行ってくれるため、我々は医療統計学の考え方さえ身につけてしまえば良いのです（1回は手計算してみると、自分の血肉となります）。

　例えば、帰無仮説を棄却し有意か否かを判断する過程は、背理法の考え方と似ています。確率密度分布からP値を求める過程は、積分による曲線下面積の計算とまったく同じです。t検定の章では2群の患者数が多いほどt値が大きくなると説明しました。これは分母の値が小さくなるほど、全体の数値としては大きくなることを用いています。これらを高校数学までの知識を用いて一度理解しておくと、論文結果をより深く理解、解釈することができます。

　2022年度からの高校指導要領では、数学Bから「ベクトル」が除外される一方、「確率分布と統計的推測」が残ることが決まっています（ベクトルは数学Cへ移動します）。これは事実上の統計学必修化を意味し、さらに仮説検定の考え方も追加されるようです。高度なIT化により大量の電子情報が入手できる今日の社会において、統計学の必要性が高まっている1つの現れでしょう。もしかすると将来世代の医療関係者にとって、統計学はできて当たり前の学問になっているのかもしれません。

88002-915 JCOPY

10 回帰分析に関する応用事項

1 独立変数の種類

　統計解析に用いる変数には連続変数・順序変数・カテゴリー変数とさまざまな種類があります。独立変数として回帰分析に用いる際にも、これらの種類に応じた使い方が考えられます。

　例として、体格指数（body mass index, BMI）を考えましょう。手術を受けた200人のBMIの分布が図10-1のとおりであり、30人（15%）が術後合併症を生じたという仮想データで考えます。標準体重と比べて、低体重と肥満では合併症ありの割合が高くなっています。

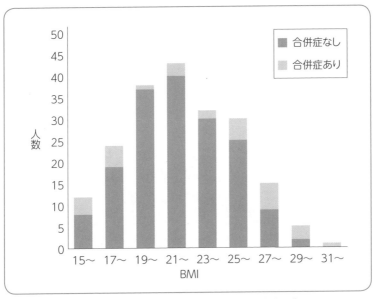

図10-1　体格指数と術後合併症に関する仮想データ

アウトカムを術後合併症の有無とし、単変量のロジスティック回帰分析を行ったとします。

BMIを連続変数として扱った場合の回帰式は下記のとおりです。

$$\log \frac{p}{1-p} = \beta_0 + \beta_1 \times BMI \qquad (\text{式 10-1})$$

解析の結果、$\beta_1 = 0.12$であったとします。このとき、BMIが1上がるごとに合併症のオッズが$e^{0.12} = 1.1$倍になると解釈します。

BMIを2値変数に変換することも可能です。25以上を肥満とすると、以下の式になります。ただし、BMI ≥ 25のとき$x = 1$、BMI < 25のとき$x = 0$です。

$$\log \frac{p}{1-p} = \beta_0 + \beta_1 x \qquad (\text{式 10-2})$$

同じデータで解析した結果、今度は$\beta_1 = 1.31$であったとします。この場合は、非肥満者を基準として肥満者の合併症のオッズが$e^{1.31} = 3.7$倍になると解釈します。このとき、各カテゴリー（肥満、非肥満）の内部ではリスクが皆同じであるとみなしています。カテゴリー内の差についてはモデル化できていません。

非肥満のなかでも普通体重（18.5≤BMI<25）と低体重（BMI<18.5）ではリスクが異なるかもしれません。そこで、**ダミー変数**（dummy variable）を活用して、以下のように表現することもできます。ただし、BMI<18.5のとき$x_1 = 1$、BMI≥18.5のとき$x_1 = 0$、BMI≥25のとき$x_2 = 1$、BMI<25のとき$x_2 = 0$です。

$$\log \frac{p}{1-p} = \beta_0 + \beta_1 x_1 + \beta_2 x_2 \qquad (\text{式 10-3})$$

基準は普通体重（$x_1 = 0$, $x_2 = 0$）とし、低体重（$x_1 = 1$, $x_2 = 0$）の効果はβ_1で表され、肥満（$x_1 = 0$, $x_2 = 1$）の効果はβ_2で表されます。

88002-915 JCOPY

同じデータで解析した結果が $\beta_1 = 1.76$、$\beta_2 = 1.90$ であったとしましょう。普通体重と比較して、低体重の場合も肥満の場合も、合併症のリスクが高いと解釈されます。

BMI を順序変数として考え、順序を連続変数と同じように扱うことも可能です。ただし、BMI＜18.5 のとき $x = 0$, 18.5≦BMI＜25 のとき $x = 1$、BMI≧25 のとき $x = 2$ です。

$$\log\frac{p}{1-p} = \beta_0 + \beta_1\,x \qquad (\text{式 10-4})$$

この場合は、0、1、2 は連続変数のように扱いますので、$\beta_1 = 0.39$ であった場合は、低体重に対して普通体重はオッズ比 $e^{0.39} = 1.5$ 倍、低体重に対して肥満はオッズ比 $e^{0.39 \times 2} = 2.2$ 倍と解釈されてしまいます。式 10-3 を用いた場合の結果を知っていると、上記の例ではこの方法は適切ではないことがわかります。

このように、同じデータを扱っている場合でも、データの扱い方によって結果は大きく異なってきます。回帰分析は、研究者が考えたモデルをあてはめて解釈しようとする作業です。論文を読む際には、独立変数をどのように扱い、どのようなモデルを考えているか、注意する必要があります。

交互作用

ある変数に応じて別の変数の効果量が変化することを**交互作用**（interaction）と呼びます。例えば、あるダイエットプログラムの効果を検証したいとしましょう。アウトカムはダイエット開始後3ヵ月後に体重が減少していたかの2値変数（成功、失敗）とします。

表10-1　あるダイエットプログラムの失敗・成功

	失敗	成功	合計
プログラムなし	50 (77%)	15 (23%)	65
プログラムあり	23 (35%)	42 (65%)	65

表10-1より、ダイエットプログラムに効果はありそうです。さらに詳しく検討するため、もともとの運動習慣の有無で対象者を分けた場合が、表10-2のとおりであったとしましょう。

表10-2　運動習慣の有無別：ダイエットプログラムの失敗・成功

運動習慣なし	失敗	成功	合計	運動習慣あり	失敗	成功	合計
プログラムなし	28 (80%)	7 (20%)	35	プログラムなし	22 (73%)	8 (27%)	30
プログラムあり	18 (60%)	12 (40%)	30	プログラムあり	5 (14%)	30 (86%)	35

このダイエットプログラムは運動習慣がない人にも効果的ですが、運動習慣がある人にとってはさらに効果がアップしている模様です。すなわち、運動習慣とプログラムの間には交互作用が存在し、運動習慣に応じてプログラムの効果量が変化しています。

ダイエットプログラムと運動習慣を2値変数（なし：0，あり：1）として、ロジスティック回帰分析に投入したとしましょう。

88002-915 JCOPY

$$\log \frac{p}{1-p} = \beta_0 + \beta_1 \times \textit{プログラム} + \beta_2 \times \textit{運動習慣} \qquad (式 10\text{-}5)$$

「プログラム」の係数 $\beta_1 = 1.9$ と「運動習慣」の係数 $\beta_2 = 1.3$ が得られます。しかし、表 10-2 で表されたような、「運動習慣の有無に応じた、プログラムの効果量の変化」までは表現できていません。そこで、次のような掛け算の項を追加してみましょう。

$$\log \frac{p}{1-p} = \beta_0 + \beta_1 \times \textit{プログラム} + \beta_2 \times \textit{運動習慣} + \beta_3 \times \textit{プログラム} \times \textit{運動習慣}$$
$$(式 10\text{-}6)$$

この場合、運動習慣とプログラムの有無で場合分けすると、式 10-6 の右辺は下記の通りになります。

表 10-3　運動習慣の有無別：ダイエットプログラムの効果の大きさ

	プログラムなし	プログラムあり	差
運動習慣なし	β_0	$\beta_0 + \beta_1$	β_1
運動習慣あり	$\beta_0 + \beta_2$	$\beta_0 + \beta_1 + \beta_2 + \beta_3$	$\beta_1 + \beta_3$

このモデルでは、運動習慣がない場合のプログラムの効果分は β_1、運動習慣がある場合のプログラムの効果分は $\beta_1 + \beta_3$ であり、運動習慣の有無によるプログラムの効果量の変化を表すことができます。$\beta_1 = 0.98$、$\beta_2 = 0.37$、$\beta_3 = 1.82$ であったとしましょう。運動習慣がない人ではプログラムの効果は $\beta_1 = 0.98$ ですが、運動習慣がある人では $\beta_1 + \beta_3 = 2.80$ と効果が増加することが表せます。回帰分析においては、変数同士の掛け算という形で交互作用項を追加することで、分析の幅を広げることが可能です。

3 マルチレベル分析

　一般的な回帰分析では、各個人のデータは独立であり互いに無関係なものとして扱います。しかし、研究テーマによっては、この仮定は当てはまらないかもしれません。例えば多施設共同研究の場合、1つの施設には似た患者が集まる可能性があります。またスタッフや設備の充実度、治療方針なども施設ごとに異なるかもしれません。この場合の施設 – 患者の関係のように、**階層構造**（hierarchical structure）をもつデータを解析する際に用いられる手法の1つが**マルチレベル分析**（multi-level analysis）です。ここでは、マルチレベル分析の基本的な考え方を紹介します。

　「診察までの待ち時間」と「患者満足度」の例で考えましょう。施設Aと施設Bから10人ずつ集めたデータの分布が図 10-2A のとおりであったとします。それぞれの施設内では、待ち時間が長いほど満足度は低くなっています。また、全体的に施設Bの患者のほうが満足度は高いようです。しかし、施設ごとの集まりを無視して20人全員で通常の線形回帰分析を行うと、図 10-2B のように待ち時間と満足度の

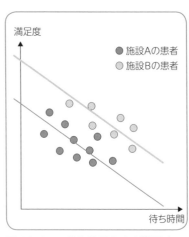

図 10-2A　待ち時間と患者満足度　施設 A・B を区別した場合

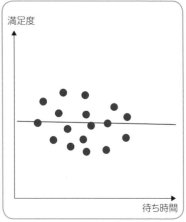

図 10-2B　待ち時間と患者満足度　施設 A・B を区別しない場合

88002-915 JCOPY

間には関連はないという結果が出てしまいます。

　そこで、以下の単回帰の式の切片 α に着目し、施設ごとに別の切片を取ることができるように工夫します。

$$満足度 = \alpha + \beta \times 待ち時間 \qquad （式10\text{-}7）$$

　各施設の切片がランダムにばらつき、全体としては平均 α_0 になるとしましょう。この場合、i 番目の施設の切片 α_i を $\alpha_i = \alpha_0 + \delta_i$ と表すことで、回帰式は以下のように書くことができます。

$$満足度 = (\alpha_0 + \delta_i) + \beta \times 待ち時間 \qquad （式10\text{-}8）$$

　β は待ち時間の満足度に与える影響を表し、これは施設によらないため**固定効果**（fixed effect）と呼ばれます。これに対し、切片は施設ごとにバラバラな値をとるため、**変量効果**または**ランダム効果**

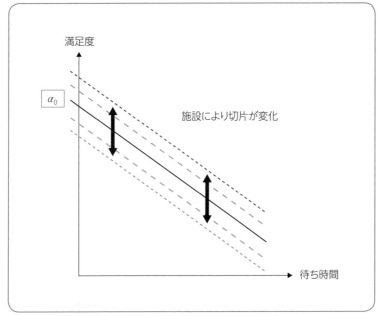

図 10-3　ランダム切片モデル

（random effect）と呼びます。式 10-8 には固定効果とランダム効果の両方があるため、**混合効果モデル**（mixed-effect model）と呼ばれます。

　このようなモデルを考えることで、施設 – 個人間の階層構造や、施設ごとの集まりを考慮した分析ができます。また、マルチレベル分析は線形回帰に限らず、ロジスティック回帰など他の分析手法にも応用可能です。なお、式 10-8 は切片のみがランダムに変化する**ランダム切片モデル**（random intercept model）です。ランダム切片モデルの概念図を図 10-3 に示します。その他、係数 β も変動することを許容する**ランダム傾きモデル**（random slope model）など、さまざまなモデルが考えられます。

88002-915 **JCOPY**

4 論文での使われ方

　第8章と第9章で紹介した、重回帰分析と多変量ロジスティック回帰分析の実例を見てみましょう。本章第1項で紹介した、変数のさまざまな扱い方も活用されています。

　日本のリアルワールドデータを用いた大腿骨頸部骨折に対する手術後リハビリテーションに関する観察研究を紹介します（Uda K, et al.：Intensive In-Hospital Rehabilitation After Hip Fracture Surgery and Activities of Daily Living in Patients With Dementia：Retrospective Analysis of a Nationwide Inpatient Database. Arch Phys Med Rehabil 100：2301-2307, 2019）。研究対象は、大腿骨頸部骨折で入院し手術を受け術後にリハビリを受けた患者です。さらに入院時に65歳以上で認知症があった患者に限定しています。検証したい介入はリハビリに関する3項目で、開始の早さ（手術からリハビリ開始までの日数）、実施頻度（術後の1週間あたりの実施日数）、実施強度（実施日1日あたりの時間）です。アウトカムはバーセル指数（Barthel Index）で示される退院時の日常生活動作（ADL）です。バーセル指数は連続変数で、値が大きいほどADLが高いことを表しています。この研究では、リハビリ以外にアウトカムに影響する因子として年齢、性別、BMIなど多くの変数が挙げられるため、重回帰分析が行われました。

第10章　回帰分析に関する応用事項

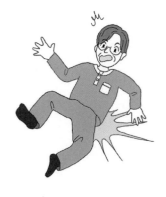
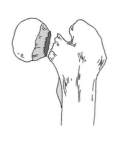

「手術からリハビリ開始までの日数」に対する回帰係数は−0.38、95％信頼区間は−0.54〜−0.21、$P < 0.001$となりました。回帰係数は負の値ですので、手術後のリハビリ開始が遅いほど退院時のADLは低下することがわかります。また、分析結果から、リハビリの頻度や強度が高いほど退院時のADLは上昇することが示されました。これらの結果は、他のさまざまな要因の影響を調整した上での各要素の影響と解釈されます。

　BMIについては、18.5〜24.9（標準体重）と比較した18.5未満（やせ）の回帰係数は−1.11、95％信頼区間は−1.59〜−0.63であることから、18.5未満の患者ではADLが低いことがわかります。一方、25.0〜29.9（肥満1度）では、標準体重の場合と比較して有意差はありません。30以上の場合も同様でした。

　もう1つ、新型コロナウイルス感染症（COVID-19）の重症化に関連する要因を調査した研究を紹介します（Petrilli CM, et al.：Factors associated with hospital admission and critical illness among 5279 people with coronavirus disease 2019 in New York City：prospective cohort study. BMJ 369：m1966, 2020）。対象はニューヨーク市の病院群でSARS-Cov-2陽性となった患者であり、アウトカムは入院の有無（2値変数）です。さまざまな要因と重症化の関連を検証するため、多変量ロジスティック回帰分析が行われました。

　男性は女性に比べて入院を要する重症化のオッズ比が2.76、95％信頼区間が2.39〜3.20、$P < 0.001$でした。年齢やBMIが上がるほど入院のオッズが上がることがわかります。これらのオッズ比の95％信頼区間は1をまたいでおらずP値も0.05未満であるため、重症化と有意な関係があると判断されます。

88002-915 JCOPY

11 生存時間分析

本章では、**イベント発生までの時間**（time to event）をアウトカムに用いた解析である**生存時間分析**（survival analysis）を説明します。

1 イベント発生までの時間

ロジスティック回帰ではアウトカムが「死亡 / 生存」や「0/1」の二値変数、重回帰ではアウトカムが在院日数などの連続変数でした。しかし、これらの手法では時間的概念が含まれていません。

例えば、2種類の抗がん剤（新薬 A と既存薬 B）の効果を比較します。アウトカムとして、「3 年後の時点での死亡割合」を設定しました。このとき、A 群、B 群ともに、3 年後の時点での死亡割合は 80% と等しく差はありませんでした。しかし、その内容をよく見てみると、A 群では 2 年 11 ヵ月目で 80% が死亡したのに対し、B 群では 0 年 1 ヵ月目で 80% が死亡しており、2 群間には明らかな差がありました（図 11-1）。

3 年後の時点での死亡割合をアウトカムとすると、研究開始の早々に死亡した人も、最後のほうで死亡した人も、同じ扱いになってしまいます。そこで、生存時間分析を用いて、**死亡までの時間**（time to death）を考慮に入れます。

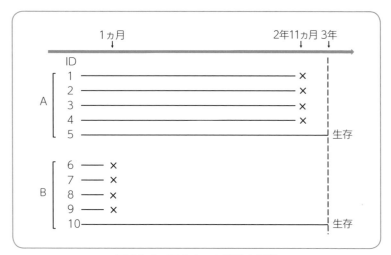

図 11-1　死亡までの期間の相違

88002-915 JCOPY

　図 11-2 のように、5 人の患者を 5 年間追跡する例を考えてみます。A さんと B さんは 2 年後に死亡、C さんは 4 年後に死亡、D さんと E さんは生存したまま 5 年間の観察期間を終了しました。

　この死亡までの時間という情報をうまく表したものが**生存曲線** (survival curve) です (図 11-3、カクカクしていますが「曲線」といいます)。生存曲線は**カプラン–マイアー法** (Kaplan-Meier method) を用いているため、**カプラン–マイアー曲線** (Kaplan-Meier curve) とも言います。

　カプラン–マイアー曲線の横軸は年数、縦軸は**累積生存率** (cumulative survival) を表します。例えば 3 年目の縦軸の値は 60% であるため、累積生存率 60% です。このカプラン–マイアー曲線を描くための累積生存率の計算は以下となります。

$$1 \text{年目}: \quad 1 \times \left(1 - \frac{0}{5}\right) = 1$$

$$2 \text{年目}: \quad 1 \times \left(1 - \frac{2}{5}\right) = \frac{3}{5}$$

$$3 \text{年目}: \quad \frac{3}{5} \times \left(1 - \frac{0}{3}\right) = \frac{3}{5}$$

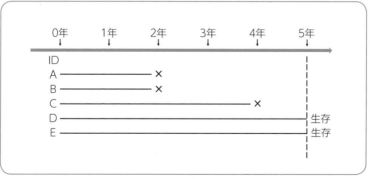

図 11-2　5 人の患者の 5 年間追跡結果

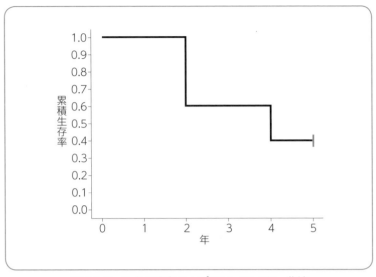

図 11-3　5 名の患者のカプラン - マイアー曲線

$$4年目：\frac{3}{5}\times\left(1-\frac{1}{3}\right)=\frac{2}{5}$$

$$5年目：\frac{2}{5}\times\left(1-\frac{0}{3}\right)=\frac{2}{5}$$

1) 打ち切り（censoring）

　図 11-2 では、患者は「5 年間のどこかで死亡」もしくは「5 年間生存し観察終了」のどちらかを想定していました。しかし実際には、引っ越し、不慮の事故、コンプライアンス不良などによる**脱落**（dropout, attrition）が起こりえます。もし E さんが 3 年目で脱落したと仮定すると、図 11-4 のようになり、カプラン-マイアー曲線は図 11-5 となります。

　図 11-5 は、図 11-3 と比較すると、4 年目での累積生存率の低下幅が大きくなっています。この理由は以下の計算からわかります。

$$1年目：\ 1\times\left(1-\frac{0}{5}\right)=1$$

$$2年目：\ 1\times\left(1-\frac{2}{5}\right)=\frac{3}{5}$$

88002-915 JCOPY

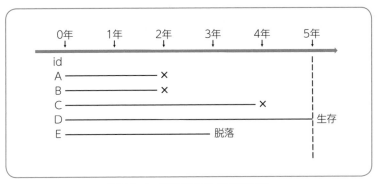

図 11-4　脱落例を含む追跡結果

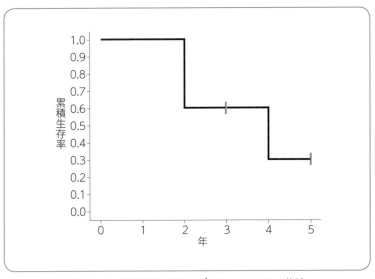

図 11-5　脱落例を含むカプラン - マイアー曲線

$$3 \text{年目}: \frac{3}{5} \times \left(1 - \frac{0}{3}\right) = \frac{3}{5}$$

$$4 \text{年目}: \frac{3}{5} \times \left(1 - \frac{1}{2}\right) = \frac{3}{10}$$

$$5 \text{年目}: \frac{3}{10} \times \left(1 - \frac{0}{2}\right) = \frac{3}{10}$$

E さんの脱落がない場合の計算式と比較すると、4 年目の式で、$\left(1 - \frac{1}{3}\right)$

が$\left(1-\frac{1}{2}\right)$になり、5年目の式で、$\left(1-\frac{0}{3}\right)$が$\left(1-\frac{0}{2}\right)$になっています。

つまり、Eさんは3年目の脱落後は、分母にカウントされなくなります。その結果、最終的な累積生存率は30%となり、脱落しなかった場合の40%と比較して低い値となります。このように、脱落がある場合の累積生存率は、単純な割合とは異なる値になります。

　図11-5をよく見ると、3年目に「｜」という小さなマークが入っています。これは**打ち切り**（censoring）を表すマークです。Eさんが3年目で脱落したため打ち切りとなったことを意味します。さらに、5年目にも「｜」マークが入っています。こちらは、Dさんが観察終了時まで生存していたことによる打ち切りです。このように、打ち切りの理由には、①脱落、②観察期間終了、の2種類があります。生存時間分析を使う大きな理由の1つが、打ち切りを扱えるようにするためです。もし、単に死亡するまでの年数をアウトカムとして重回帰分析を行ってしまうと、打ち切りをうまく扱うことができないのです。

2) Number at risk

　生存曲線はイベント発生もしくは打ち切りによって、追跡している人数が時間とともに徐々に減っていきます。その結果、観察期間の最後のほうは人数が非常に少なくなり、カプラン–マイアー曲線の信頼性が低下します。図11-5では、4年目で死亡したのはCさんであり、その時点でCさんとDさんの2人しか残っていなかったため、累積生存率が一気に50%減少します。このように、残っているサンプル数が少ない最後のほうでは、カプラン–マイアー曲線が激しく変動します。

　よって、生存曲線を描くときは、各時点における人数（**number at risk**）を併記することが好ましいとされています。Number at risk を付記した図11-6では、2年目まで5人全員が存在し、そこから死亡と打ち切りによって、徐々に人数が減っていく様子がわかります。

88002-915 JCOPY

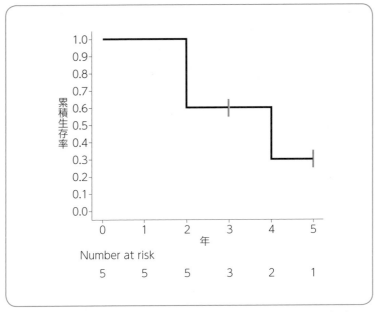

図 11-6　Number at risk の情報を含むカプラン‐マイアー曲線

　なお、カプラン-マイアー曲線の最後のほうは解釈が困難なため、結果から省くという方法も考えられます。例えば、がんの 5 年生存率がメインのアウトカムの際に、6 年目以降のカプラン-マイアー曲線は検討しない、という状況が考えられます。カプラン-マイアー曲線を見てから省く範囲を設定するのではなく、解析前にあらかじめ「6年目以降は比較しない」と決めておき、恣意的にならないよう留意する必要があります。

3) 50% 生存期間

　50% 生存期間（生存期間中央値、median survival time）とは、累積生存率が 50% に達するまでの時間になります。下図のように 50%の点線と交わるところが、50% 生存期間です。医学研究では**平均生存時間**ということもよくあります（本来は平均値ではなく中央値です）。図 11-7 から 50% 生存期間は 4 年と判断できます。

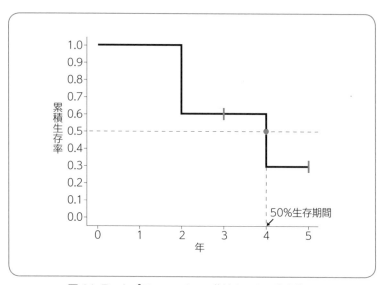

図 11-7　カプラン-マイアー曲線と 50% 生存期間

88002-915 JCOPY

3   2群間の生存時間の比較

次に、臨床研究で頻出かつ重要である**ログランク検定**を扱います。ログランク検定は2群間の生存時間を比較する際に用いられます。

表11-1の仮想データを考えます。治療薬A群とB群にはそれぞれ5名が含まれ、死亡＝0は打ち切りを表します。最長観察期間は12年です。今知りたいことは、A群とB群の間で、死亡までの時間に差があるかどうかです。

表11-1 治療薬A群5人と治療薬B群5人の死亡もしくは打ち切りまでの観察期間

ID	治療薬	死亡	観察期間（年）
1	A	0	6
2	A	0	8
3	A	1	9
4	A	1	10
5	A	0	12
6	B	0	2
7	B	1	3
8	B	1	4
9	B	1	9
10	B	0	12

まず、治療薬A群と治療薬B群のカプラン-マイアー曲線を描くことが重要です（図11-8）。この2本の生存曲線の間に有意な差があるかを、ログランク検定で検証します。

ログランク検定では、死亡が発生するごとに2×2のクロス表を作成します。

今回の例では、観察期間（t）が3, 4, 9, 10年の4時点で死亡が発生しています（死亡人数は5名）。

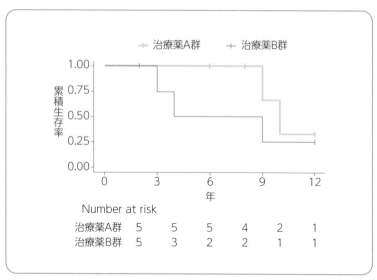

図 11-8　治療薬 A 群・B 群のカプラン - マイヤー曲線

$t = 3$ の時点直前では、A 群 5 名、B 群 4 名が観察集団に残っており、$t=3$ の時点で B 群の 1 人が死亡するため、表 11-2 のようなクロス表を書くことができます。

同様に、$t = 4$, $t = 9$, $t = 10$ のクロス表も書くことができます（表 11-3 〜 5）。

表 11-2　$t = 3$ のクロス表

	死亡	生存	合計
A	0	5	5
B	1	3	4
合計	1	8	9

表 11-3　$t = 4$ のクロス表

	死亡	生存	合計
A	0	5	5
B	1	2	3
合計	1	7	8

表 11-4　$t = 9$ のクロス表

	死亡	生存	合計
A	1	2	3
B	1	1	2
合計	2	3	5

表 11-5　$t = 10$ のクロス表

	死亡	生存	合計
A	1	1	2
B	0	1	1
合計	1	2	3

88002-915 **JCOPY**

次に、A 群の死亡数の期待値と分散を求めます。以下のクロス表を想定します。

表 11-6　A 群・B 群の死亡数と生存数

	死亡	生存	合計
A	d_{tA}	$n_{tA}-d_{tA}$	n_{tA}
B	d_{tB}	$n_{tB}-d_{tB}$	n_{tB}
合計	d_t	n_t-d_t	n_t

・n_t：時点 t での、両群の生存者（number at risk）の合計
・d_{tA}：時点 t での、A 群の死亡数
・d_{tB}：時点 t での、B 群の死亡数

また、E_t と V_t を以下のように定義します。
・E_{tA}：時点 t での、A 群の死亡数の期待値
・V_{tA}：時点 t での、A 群の死亡数の分散

ログランク検定の帰無仮説は、「2 群の生存曲線に差がない」であるため、各時点 t での A と B の死亡確率は同じはずです。したがって E_{tA} について以下が成立します（カイ二乗検定の考え方と類似しています）。

$$E_{tA} = \frac{d_t n_{tA}}{n_t}$$

分散 V_{tA} については、以下が成立します。

$$V_{tA} = \frac{d_t(n_t - d_t)n_{tA}n_{tB}}{n_t^2(n_t - 1)}$$

E_{tA} と V_{tA} を上の 4 つのクロス表ごとに計算します。$t=3$ では以下のようになります。

$$E_{3A} = \frac{5 \times 1}{9} = \frac{5}{9}$$

$$V_{3A} = \frac{1 \times 8 \times 5 \times 4}{9^2(9-1)} = \frac{20}{81}$$

JCOPY 88002-915

同様に、$t=4$,　$t=9$,　$t=10$ の場合も計算し、その結果を以下の表にまとめます。

表 11-7 A群の死亡数の期待値と分散

t	n_t	d_{tA}	E_{tA}	V_{tA}
3	9	0	5/9	20/81
4	8	0	5/8	15/64
9	5	1	6/5	9/25
10	4	1	2/3	2/9

ログランク検定は、上で作成した4つのクロス表の結果を統合して、A群とB群の生存曲線に違いがあるのかを検討します。各時点におけるA群の死亡数の合計を $d_{logrank}$ とすると、以下となります。

$$d_{logrank} = d_{3A} + d_{4A} + d_{9A} + d_{10A} = 0+0+1+1 = 2$$

$d_{logrank}$ の期待値 $E[d_{logrank}]$ と分散 $V[d_{logrank}]$ を求めると、以下のようになります。

$$
\begin{aligned}
E[d_{logrank}] &= E[d_{3A} + d_{4A} + d_{9A} + d_{10A}] \\
&= E[d_{3A}] + E[d_{4A}] + E[d_{9A}] + E[d_{10A}] \\
&= E_{3A} + E_{4A} + E_{9A} + E_{10A} \\
&= \frac{5}{9} + \frac{5}{8} + \frac{6}{5} + \frac{2}{3} \\
&= 3.05
\end{aligned}
$$

$$
\begin{aligned}
V[d_{logrank}] &= V[d_{3A} + d_{4A} + d_{9A} + d_{10A}] \\
&= V[d_{3A}] + V[d_{4A}] + V[d_{9A}] + V[d_{10A}] \\
&= \frac{20}{81} + \frac{15}{64} + \frac{9}{25} + \frac{2}{9} \\
&= 1.06
\end{aligned}
$$

ここで、検定統計量 $\chi^2_{logrank}$ は、以下のように定義されますので、上で求めた値を代入します。

88002-915 JCOPY

$$\chi^2_{logrank} = \frac{(d_{logrank} - E[d_{logrank}])^2}{V[d_{logrank}]}$$
$$= \frac{(2-3.05)^2}{1.06}$$
$$= 1.03$$

$\chi^2_{logrank}$ は、実際に死亡した人数 $d_{logrank}$ と、死亡期待値 $E[d_{logrank}]$ の差の2乗を、分散で割った値です。$\chi^2_{logrank}$ は自由度1のカイ二乗分布に従うため、P値を求めることができます。

図11-9 の塗りつぶしの面積が 0.31 なので、ログランク検定の結果は、P値 = 0.31 となります。したがって、今回のA群とB群の生存曲線に有意な差は認められないことになります。

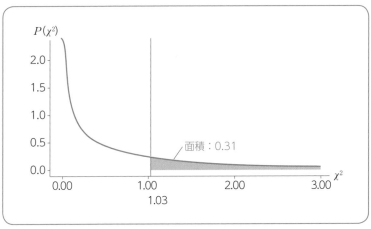

図 11-9　自由度1のカイ二乗分布とP値の計算

4 コックス比例ハザードモデル

ハザード (hazard) は、死亡などのイベントが発生する「速度」を意味します。累積生存率 (cumulative survival) が「全員のうち何人生き残っているか」に着目した指標である一方、ハザードは「今この瞬間、どれくらいの勢いで死亡者が増えているか」に着目した指標と言えます。

より正確には、「時点 t まで生存した」という条件のもとで、次の瞬間に死亡が起こる確率のことです。生存時間を T、時刻 t のときのハザードを $h(t)$ とおくと、以下となります。

$$h(t) = \lim_{\Delta t \to 0} \frac{\Pr(t \leq T \leq t + \Delta t \mid T \geq t)}{\Delta t}$$

「｜」は「〜という条件のもとで」、$\Pr()$ は () 内の事象が起きる確率を意味します。つまり生存時間 T が t 以上である (= 時刻 t の直前までは生存している) 条件のもとで、ごくわずかな時間 Δt 内で死亡する速度を表しています。

また、累積生存率を $S(t)$ とおくと、両者の関係は以下のように表すことができます (式変形の過程はやや複雑なため省略)。

$$h(t) = -\frac{d}{dt} log S(t)$$

つまり、ハザードと累積生存率は 1 対 1 の関係にあります。

コックス比例ハザードモデル (Cox proportional hazard model) は、生存時間解析の多変量バージョンです。以下のようなモデルを用いて、ハザードを推定します。

$$h(t) = h_0(t) e^{\beta_1 x_1 + \beta_2 x_2 + \beta_3 x_3 + \cdots + \beta_n x_n}$$

ハザードモデルですので、左辺は累積生存率ではなくハザードにな

88002-915 JCOPY

っていることがわかります。

上式を変形すると下記のようになり、右辺が独立変数の線形結合として表されていることがわかります。

$$\log \frac{h(t)}{h_0(t)} = \beta_1 x_1 + \beta_2 x_2 + \beta_3 x_3 + \cdots + \beta_n x_n$$

なお、$h_0(t)$ はベースライン・ハザード (baseline hazard) と言い、説明変数には依存しません。

表11-1の仮想データを再度用います。

今回、新たに性別と年齢のデータが加わったとします。性別と年齢をコックス比例ハザードモデルの右辺 (説明変数) に投入することで、これらの影響を分離した治療薬の独立した効果を見ることができます。

つまり、以下の式を考えます。

$$h(t) = h_0(t) e^{\beta_1 \times 治療薬 + \beta_2 \times 性別 + \beta_3 \times 年齢}$$

解析の結果、治療薬の係数が $\beta_1 = 0.3$ になったとすると (治療薬 A = 1、治療薬 B = 0 のダミー変数)、A 群の時刻 t におけるハザードは、治療薬に 1 を代入して、

$$h(t) = h_0(t) e^{0.3 \times 1 + \beta_2 \times 性別 + \beta_3 \times 年齢}$$

同様に、B 群の時刻 t におけるハザードは、治療薬に 0 を代入して以下となります。

$$h(t) = h_0(t) e^{0.3 \times 0 + \beta_2 \times 性別 + \beta_3 \times 年齢}$$

したがって、A 群の B 群に対する時刻 t におけるハザード比 (hazard ratio) は、以下の計算より 1.35 倍となります。

$$\frac{h_0(t)e^{0.3 \times 1 + \beta_2 \times 性別 + \beta_3 \times 年齢}}{h_0(t)e^{0.3 \times 0 + \beta_2 \times 性別 + \beta_3 \times 年齢}} = \frac{e^{0.3 \times 1 + \beta_2 \times 性別 + \beta_3 \times 年齢}}{e^{0.3 \times 0 + \beta_2 \times 性別 + \beta_3 \times 年齢}}$$

$$= e^{(0.3 \times 1 + \beta_2 \times 性別 + \beta_3 \times 年齢) - (0.3 \times 0 + \beta_2 \times 性別 + \beta_3 \times 年齢)}$$

$$= e^{0.3}$$

$$= 1.35$$

　この式をみると、ベースライン・ハザード $h_0(t)$ は分子と分母でキャンセルアウトされるため、ベースライン・ハザードの具体的な形の仮定が不要であることがわかります。このように、各変数の係数を投入すれば、ハザード比を求めることができます。

88002-915 JCOPY

　コックス比例ハザードモデルの実例を見てみましょう。

　逆流性食道炎に対する腹腔鏡手術をうけた2,655名の患者について、手術から逆流性食道炎再発までの時間に関連する因子を検討した論文を紹介します（Maret-Ouda J, Wahlin K, El-Serag HB, et al.：Association Between Laparoscopic Antireflux Surgery and Recurrence of Gastroesophageal Reflux. JAMA 318（10）：939, 2017）。スウェーデンの全国レジストリを用いており、追跡期間の中央値（四分位範囲）は5.1年（2.6年～7.7年）でした。再発の定義を H_2 ブロッカーやプロトンポンプ阻害薬の長期内服、もしくは再手術とし、打ち切りの定義を死亡もしくは観察期間終了としました。さまざまな変数と再発までの時間の関連を検証するため、コックス比例ハザードモデルによる解析が行われました。

　逆流性食道炎の再発について、男性を対照とした女性のハザード比は1.57、95%信頼区間が1.29～1.90と1をまたいでいないことから、女性のほうが有意に再発しやすいと判断されます。年齢カテゴリ別にみると、45歳以下の群を対照とした、46～60歳の群の逆流性食道炎再発ハザード比は1.28であり、95%信頼区間が1.02～1.61と1をまたいでいないため、有意に再発しやすいと判断されます。Charlson併存症指数が0点の群を対照とした1点以上の群（重症群）のハザード比が1.36、95%信頼区間が1.13～1.65と1をまたいでいないため、有意に再発しやすいと判断されます。Hospital volumeは、病院ごとの逆流性食道炎に対する腹腔鏡手術の累積施行件数を表します。Hospital volumeに関しては、24件以下の群を対照とした25～75件の群や76件以上の群のハザードが1をまたいでいるため、有意差が認められませんでした。

Column 医学統計を学ぶ「裏技」

　本書は初心者が統計を一歩進んで理解するための参考書として執筆したものであり、医学論文で頻出の統計手法についてカバーしています。本書により、論文を読むうえでの基本的な考え方や一般的な手法について理解して頂けたのではないでしょうか。しかし、医学統計は日進月歩であり、さまざまな応用統計手法が新たに考案されています。新しい手法を解説している書籍もありますが、ここでは統計手法を学ぶ資料として有用なものを2つ紹介します。

　1つ目は、総合誌の総説です。JAMA では Guide to Statistics and Methods、BMJ では Research Methods & Reporting が相当します。これらの総説は、論文の読者や臨床研究者を対象としていて、端的に非常にわかりやすく書かれています。手法を活用している臨床研究論文とセットで発表されることもあり、手法の概要を掴むにはとても良い資料です。また、疫学・統計の論文を引用しているため、より詳しい説明にたどり着くのも容易です。
例：Estimating risk ratios and risk differences：alternatives to odds ratios. JAMA 324：1098-1099，2020

　2つ目は、統計ソフトのマニュアルやヘルプ資料です。パッケージやコマンドに対応して、手法の解説やどのような変数を指定する必要があるか、などが書かれています。例やサンプルデータなどが付属していることもあり、実際に使ってみることで手法を学ぶことができます。インターネットで「統計ソフト名」「手法名」で簡単に検索できます。また、統計ソフトから help を参照することもできます。Stata の場合、例えば help glm というコマンドで、一般化線形モデル（generalized linear model）のマニュアルに簡単にアクセスできます。R の場合なら help（glm）でアクセスできます。

　統計学の論文や成書を読破することができればそれに越したことはありませんが、途中で挫折してしまっては元も子もありません。本書の知識を土台にして、さまざまな方法で統計手法について学び、論文を読んだり自身の研究に使うことに生かしてください。

88002-915 JCOPY

索　引

88002-915 JCOPY

88002-915 JCOPY

第1版2刷発行　2021年12月　5日
第1版1刷発行　2021年11月22日

© 2021

統計手法のしくみを理解して
医学論文を読めるようになる本

イラスト　康永　遥
カバーデザイン
KAKINUMA Tsutomu

著者　　橋本洋平・山名隼人
監修　　康永秀生

検　印
省　略　定価はカバーに
　　　　表示してあります

発行者　　　　　　　　　林　峰子
発行所　　　株式会社 新興医学出版社
〒113-0033　東京都文京区本郷6-26-8
TEL 03-3816-2853　FAX 03-3816-2895

印刷　三美印刷株式会社　　ISBN978-4-88002-915-3　　郵便振替　00120-8-191625